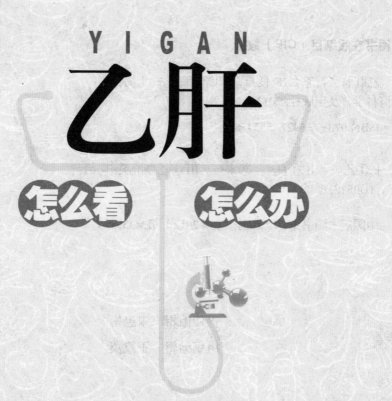

YIGAN

乙肝

怎么看　怎么办

良　石　编著
宋璐璐

上海科学普及出版社

图书在版编目（CIP）数据

乙肝怎么看怎么办/良石，宋璐璐编著. —上海：
上海科学普及出版社，2013.3

ISBN 978-7-5427-5534-6

Ⅰ.①乙…　Ⅱ.①良…　②宋…　Ⅲ.①乙型肝炎–防治
Ⅳ.①R512.6

中国版本图书馆 CIP 数据核字（2012）第243395号

责任编辑　宋惠娟
组稿编辑　王佩英

乙肝怎么看怎么办

良石　宋璐璐　编著

上海科学普及出版社出版发行

（上海中山北路832号　邮政编码200070）

http://www.pspsh.com

全国新华书店经销　北京中创彩色印刷有限公司印刷

开本 787×1092　1/16　印张14.75　字数210 000

2013年3月第1版　2013年3月第1次印刷

ISBN 978-7-5427-5534-6　定价：26.80元

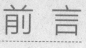
当今，乙型肝炎一直是严重危害我们身体健康的常见传染病，在每年的传染病法定报告当中，病毒性肝炎的发病率和死亡率均占首位。我国是一个发展中国家，同时也是一个"肝炎大国"。全世界乙肝病毒携带者约3亿人，我国就有1.3亿人。

肝脏在人体中起着"化工厂"的作用，在人体营养物质代谢、生物转化和排毒等方面都扮演了重要角色。一旦人体的肝脏功能受到了损害，那么整个内分泌系统都会受到影响。我国每年因肝病控制不当导致死亡的人数约40万。

其实，肝病并不可怕，可怕的是患病以后不去改变错误的饮食和养生观念。如果您现在还没有对乙肝有一个清楚的认识，那么相信这本书一定能为您指点迷津。

本书详细地为您讲解了什么是乙肝，乙肝是如何危害人体的，以及对乙肝的预防和治疗。只要您明白了乙肝的本性，就会知道得了乙肝并不是被判了死刑，这种病症可以通过多种疗法来治疗和控制。

得了乙肝您该怎么看？

得了乙肝您该怎么办？

相信这本书一定能够给您一个满意的答案。

我们希望通过一些深入浅出的讲述，让您透彻地了解乙肝，消除您对乙肝未知世界的恐慌。相信这些简便、可行、有效的疗法，能带您走出乙肝的误区，带您走上康复的大道。

目录
CONTENTS

YIGAN
ZENMEKAN ZENMEBAN

治疗篇　乙肝患者该怎么治

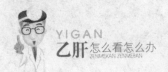

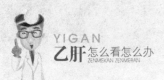

第十三章　乙肝疾病的预防 213

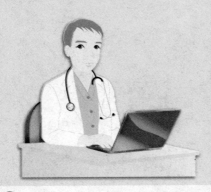

认识篇

得了乙肝，你该怎么看

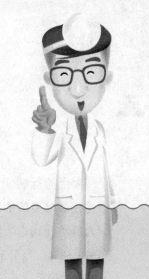

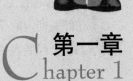

第一章
Chapter 1

为什么会患上乙肝疾病

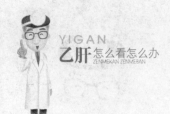
母体患乙肝，孩子一生苦难

大量流行病学资料表明，母婴传播是构成乙型肝炎高流行区的重要传播途径。母婴传播乙型肝炎概率的高低是由地区人群的携带率所决定的。我国人群乙肝病毒表面抗原（HBsAg）携带率为88%，母婴传播的概率可高达30%～50%。当母亲HBeAg阳性时，新生儿感染率可达90%以上。

通过母婴进行传播的途径感染类型可以分为下面3种：

1. 子宫内的（产前）传播

在妊娠期内的孕妇如果患了乙型肝炎，或者是无症状乙型肝炎病毒携带者的孕妇，会经胎盘的渗透作用逐渐传染给胎儿，也就是胎传，导致新生儿感染乙肝病毒。

2. 分娩期的（产时）传播

在新生儿出生时，会通过母亲的产道吸入一些含有乙型肝炎病毒的阴道的分泌物、羊水或者母亲血液，从而感染病毒。经过研究发现，23%HBsAg阳性母亲的羊水HBsAg会显示为阳性，新生儿HBsAg阳转一般多发生在2～3个月的时候，潜伏期也同样符合分娩过程中感染的类型。

3. 分娩后的（产后）传播

通过母亲的唾液、乳液而感染乙型肝炎。母婴传播乙型肝炎的概率与母体血液HBsAg滴度及HBeAg阳性有关。凡HBsAg滴度高、HBeAg阳性的母亲，其新生儿乙型肝炎感染率则高，新生儿HBsAg阳转早、持续时间长、自然阴转率低。当母亲抗HBe阴性时，则母婴传播概率低。HBsAg阳性孕妇所生的婴儿在6个月内约45%成为HBsAg携带者。孕妇的HBsAg阳性率上海为12%，厦门为10.4%，杭州为9%，台湾地区为15.7%，而其中伴HBeAg阳性者为40%～50%。在低流行区的美国，曾研究父母HBsAg携带状况对其婴儿的影响，当母亲HBsAg阴性，而父亲为阳性时，婴儿感染率为5.1%（2/39），父母亲HBsAg均为阴性时，婴儿感染率为6.1%，无显著差别；母亲HBsAg阳性，父亲阴性时则为41.5%（181/436），父母亲HBsAg均为阳性时婴儿的感染率为43.8%（49/112）。因此，母婴传播的概率高低取决于母体HBeAg阳性与否。

其所致的严重后果为：

①估计社会人群中40％～50％的HBsAg携带者是由于围生期感染乙型肝炎病毒积累而成的，可成为乙型肝炎病毒的贮存宿主，而且具有传染性。是我国乙型肝炎高发人群大量HBsAg携带者的主要来源。

②HBsAg携带者中25％～30％的婴儿最终可发展为慢性肝硬化或原发性肝癌。

动物携带病菌，千万要当心

自从2002年非典的袭击，动物就已经被人们认为是病毒的携带体。动物的肝脏中含有很多的磷、钙、锌等营养物质，所以说，"吃肝补肝"有一定的道理。但是动物毕竟是在野外生长，可能带有很多你不知道的病菌。

一味靠吃动物肝脏来治疗乙肝是不科学的，一旦你的肝功能受到严重的损坏，如果食用过多的动物蛋白以及脂肪也会增加肝脏的负担。所以，乙肝患者最好不要靠吃动物肝脏的方式来补肝。肝脏不管是对人体还是对动物来说都是身体内最大的解毒器官，一般动物肝脏内所含有的毒素，很多都是没有经过严格处理从而隐藏于肝脏中的。因为乙肝患者自身的肝功能就已经受到损害，所以不能及时地分解掉这些动物的肝脏中所含有的毒素，反而会使肝脏的负担越来越重，进而影响乙肝患者的身体康复。因此，乙肝患者日常饮食应以少吃动物肝脏为佳。

乙肝病人在饮食中要多加注意，尽量少吃生冷食物，虽然乙肝患者的营养以高蛋白质和充足热量为主，但是也要根据实际情况而定。

性生活也成了乙肝的罪魁祸首

据权威机构调查，唾液、精液、妇女经血及阴道分泌物中都有HBsAg存在，在经血中还曾检出Dane颗粒。在接吻和性交时，这些体液可通过黏膜破损表面引起感染。原联邦德国258名妓女的抗HBs阳性率为31％（对照的女献血员的阳性率为10％）。日本报道蜜月型肝炎，经检查配偶40余人，一方HBsAg阳

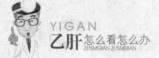

性新婚后对方感染乙肝者10％，90％均产生抗HBs，获得了免疫。HBV感染率在异性之间随着性生活的频度和时间的增加而增加，并可达到感染乙肝的高危水平。

蚊虫的叮咬让你提心吊胆

20世纪70年代末世界卫生组织已对蚊虫、蜱、螨、蚤、白蛉、采采蝇、臭虫等昆虫做了大量研究，目前已证明，仅蚊虫及臭虫可以携带HBsAg，有可能造成乙肝病毒（HBV）的感染。

1. 蚊虫

早在1972年，在致乏库蚊喂血后的体内找到了HBsAg。此后，在国内外均有过似类报道。自然捕获的蚊虫中，也检测出HBsAg。我国广西、江苏、河南等地也在自然捕获的不同种蚊类中检测出了HBsAg；荆庆等曾对我国中部地区主要传染蚊种（中华按蚊、淡色库蚊、东乡伊蚊）以及丁正荣在致乏库蚊进行了人工感染HBV研究，证明致乏库蚊在人工感染中发现可携带HBsAg1～4天，淡色库蚊3天，东乡伊蚊5天，而中华按蚊为11天，并在感染HBV初期，中华按蚊中发现球状病毒颗粒，在致乏库蚊的提取液中亦见到HBV颗粒。荆庆等还在他们研究蚊群的提液中检出HBsAg。河南曾在高疟区及低疟区的人群中测定HBsAg，其HBsAg阳性率分别为5.11％及6.12％。

2. 臭虫

臭虫吸吮HBsAg阳性血液后，经四周即可在体内查到。Shulman等认为，臭虫吸一次HBsAg阳性血以后，可以通过叮咬吐出一种抗凝液，输入另一人体使其感染。人工感染HBsAg阳性的臭虫成虫，可从粪便排出HBsAg，通过破损皮肤、黏膜等传染。胡修文等研究还发现人工感染臭虫后1～30天（14天时最高），其HBsAg阳性率为4％～65.52％。Newkirk等的实验证明HBV可以在臭虫体内复制。

3. 体虱

荆庆等在1982年首次报道，体虱可携带HBsAg，1985年又提出体虱内HBsAg可保持8～10天，并同时可检测出HBsAg及HBeAg。

输血急救却让你意外感染乙肝

生活中总会有很多意外发生，你有没有想过，或许自己也会有一天因为输血，或是打普通的吊瓶而不幸感染乙肝。尽管这种可能微乎其微，但我们仍要注意这些一不小心就会找上身的麻烦。

1. 输血及血液制品

通过输入HBsAg阳性的血液和污染乙型肝炎病毒的血制品可传播乙型肝炎，国内外已予以肯定。国际卫生组织曾综合各国资料，输入HBsAg阳性血液者，50%以上发病，其余表现为带毒或出现乙肝病毒表面抗体（抗HBs）。泰国曼谷市曾对1410名志愿献血者通过放射免疫法检测HBsAg、乙肝病、抗HBs、乙肝病毒核心抗体（抗HBc）、HBeAg、乙肝病毒e抗体（抗HBe），结果发现HBsAg携带率为10.7%，其中42.1%为HBeAg阳性，40.2为%抗HBe阳性。自各国相继开展献血者HBsAg过筛制度后，由乙型肝炎病毒引起的输血后肝炎的发病率有了明显减少。因此，采用敏感的检测方法，提高对献血HBsAg的检出率，或同时采用抗HBcIgM测定。

加强对血液和血制品的质量控制，是阻断乙型肝炎输血传播的有效措施。血液制品包括纤维蛋白原、抗血友病因子和IX因子复合物、白蛋白、丙种球蛋白等。天津市防疫站曾报道，按正常的硫酸铵明矾沉淀法生产丙种球蛋白和白蛋白制品，应用放射自显影法测定，发现丙种球蛋白制品中含有HBsAg，即使使用敏感的方法来筛选血源，用新的方法进行处理，亦不能确保这种血制品一定是安全的。印度曾报道325人注射含有HBsAg从而发生乙肝流行。

2. 注射传播

一些极少量的含有乙肝病毒的血液一旦进入人体后，就会立即引起乙型肝炎病毒的传播。实验证明，注射1×10^{-4}me 1：10补体结合滴度的HBsAg血浆，可引起显性感染，注射

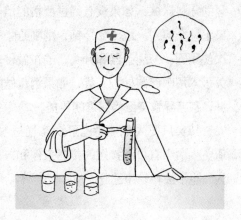

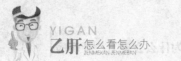

1×10^{-7}me，可表现为隐性感染，成为HBsAg携带状态。在医疗注射和预防接种时，观察证明，注射后可在针尖处的第一滴液体中发现红细胞。电镜观察剩余的注射液，可见22nm的HBsAg和42nm的Dane颗粒。预防注射时，如果只换针头，不换针筒，若被注射者血中含有乙肝病毒，抽回血时就可能把病毒吸入针筒中，再给别人注射时就能把病毒和疫苗一同注入体内而感染别人。因此，进行医疗注射和预防接种时，注射器具必须经过严格的消毒和实行每人一针一筒，以控制注射传播乙型肝炎的发生。

3. 血液透析

随着血液透析的普及，带来了在血液透析病房中的乙肝流行。美国15个血液透析中心的583个患者HBsAg阳性率为16.8%，抗HBs阳性率为34%，说明很多病人有HBV感染的证据。通过血液透析传播乙肝病毒，病毒可能是使用消毒不严而被污染的注射器、针头、血制品、透析机件等引起。由于采取了一些预防措施，如常规的血清筛选，隔离HBsAg阳性病人以及良好的环境控制，自1976年以来，病人和透析工作人员的乙肝发病率和HBsAg阳性率已明显下降。

消毒不严的医疗器械也存有隐患

乙肝病毒无处不在，人们总是在不经意间就被乙肝困扰。甚至让人们觉得即使最安全的医疗器械，也让人们望而却步。

一般在医源性途径中传播最常见的就是私人口腔门诊、补牙、拔牙、钻牙的牙科器械，如果没有经过严格的消毒，那么残留在上面的乙肝病毒就会传染下一个病人。就比如牙钻，刚刚给张三用过后，接着又给李四用，或连续几次使用同一个注射器和针头，或在做侵袭性诊断和治疗时，使用各种内镜和相关手术用医疗器械、工具，如果消毒做的不到位、不够彻底，都会导致感染乙肝，甚至导致艾滋病病毒的传播。

其实只要人们熟悉乙肝病毒通过哪些途径进行传播，并且主动去防护和避免生活中有可能接触的传播条件和方式，就算是没有注射过乙肝疫苗的成年人，也不会轻易患乙肝。

生活中的密切接触让乙肝有机可乘

日常生活的密切接触传播是乙型肝炎在人群中传播的主要形式。人群对乙型肝炎病毒感染具有明显的聚集现象。急性、慢性乙型肝炎病人和慢性携带者的家庭成员中，乙型肝炎感染都不呈二项分布，证明在家庭中有聚集性。

根据全国乙型肝炎流行病学研究表明，在19421户中，HBsAg阳性户占27.32%，家庭成员感染率为10.32%，全国总聚集率为36.99%，部分省高达73%。HBsAg的阳性户比例随家庭人数增加而升高，农村的聚集率高于城市。HBsAg在自然界表面物体、交通工具、工作环境中均可检出。青海省卫生防疫站曾报道，对医院用具、饭店餐具、火车餐具、理发工具、公共汽车、人民币和体虱等3962份样本进行HBsAg检测，检出阳性852份，总阳性率为21.50%。HBsAg阳性率，其中饭店餐具为17.7%、火车餐具为15.80%、理发工具为40.86%、公共汽车为25%、人民币为32.14%、医院用具为23.83%、儿科病房用具为31.08%、妇产科用具为26.67%、化验室为25.11%、内科病房为23.93%；HBsAg阳性者身上的体虱阳性率为40.74%、阴性者身上体虱阳性率为12.33%。

以上进一步说明乙型肝炎的传播途径与家庭日常生活和生活环境接触关系密切。日常生活中的同餐、共用牙具、共用剃须刀，也是传播的重要途径。

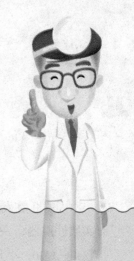

第二章

Chapter 2

你的肝脏都能做点什么

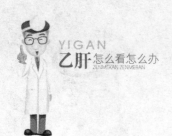
肝脏的精细分析

人的肝脏大部分在腹腔的右上部，小部分在左上部，是人体最大的重要实质性脏器，一般重1200～1600g。一般成年人肝脏所具备的重量为体重的1/40～1/50，小儿肝脏的重量占其体重的1／20左右。通常正常肝脏外观呈红褐色，质软而脆。肝上界与膈肌的位置一致，约在右第五肋间，肝脏可以跟随体位的改变和呼吸实现上下移动。肝下界通常不超出肋弓。正常的情况下在肋缘下摸不到，而小儿多可在肋缘下触到。

肝脏右叶大而厚，左叶小而薄。按新的分叶方法将肝脏分为：左内叶，左外叶，右前叶，右后叶及尾状叶。肝脏下面有连成"H"形的两条纵行沟和一条横行沟。横行沟为肝门，是门静脉、肝动脉和肝管以及神经、淋巴管的出入处；右纵行沟前方为胆囊，后方为下腔静脉；左纵行沟前方为圆韧带，后方为静脉韧带。

肝脏的表面一般会有一薄层结缔组织构成的被膜。被膜深入肝内从而形成网状的支架结构，将肝实质分隔为许多具有形态相似和功能相同的基本单位，称为肝小叶。人类的肝脏大约会有50万个肝小叶。肝小叶大多呈现角棱柱体，小叶的中轴间会贯穿一条静脉，被叫做中央静脉。肝细胞就以中央静脉作为中心呈现放射状进行排列，形成肝细胞索。肝细胞索可以相互吻合成为网，网眼间有窦状隙和血窦。肝细胞间的管状间隙形成毛细胆管。所以可以说：肝小叶是由毛细胆管、肝细胞、血窦和与毛细淋巴管相同的窦周间隙（狄氏间隙）所组成的。

肝细胞的形状一般为多角形，直径为20～30μm。肝细胞核大多呈现圆形，在细胞的中央部位，其中有一个或多个的仁。在电子显微镜下细胞浆可以显示为各种细胞器和包涵物，如高尔基体、线粒体、溶酶体、糖原、内质网、脂滴和色素等。细胞核内一般有染色质，是由螺旋结构的脱氧核糖核酸（DNA）和蛋白质组成。

肝脏能为我们的身体做点什么

糖类、蛋白质和脂肪是人体所不可缺少的三大营养物质。这些物质的新陈代谢一般在肝内进行，其他器官都不能替代肝脏进行工作。

1. 糖代谢

我们每天所吃的主食（米饭、馒头）中的主要成分是糖类（碳水化合物）。它会经过胃肠道消化以后，变成葡萄糖经肠道吸收，再通过门静脉进入肝脏后，肝脏就能将它合成肝糖原并贮存于肝脏，当人体的生命活动等情况需要的时候，肝细胞又可以把肝糖原分解成为葡萄糖，用以提供人体所需的能量。一旦血液中的血糖浓度变化时，肝脏就会起到调节的作用。但饭量过小或不食，必然造成肝糖原枯竭，生命难以维持。但过多的糖也可转化为脂肪而造成肥胖。

2. 蛋白质代谢

肉、蛋或黄豆等物质的主要成分是蛋白质，在经过胃肠道消化以后就会变成氨基酸，然后经肠道吸收通过门静脉进入到肝脏中，肝脏是人体内极为强大的一种蛋白质的合成器官，它可以合成血浆的蛋白质，从而提供体内各个器官组织的部分蛋白质不断更新的要求。肝脏本来就是人体白蛋白唯一的合成器官，除γ-球蛋白以外的球蛋白的维持及调节都要靠肝脏参与。氨基酸代谢的脱氨基反应及蛋白质代谢中不断产生的废物——氨的处理均在肝内进行。氨是机体内有严重毒性的物质，肝脏能够把它改造成没有毒的尿素，然后从肾脏经过小便排出，以达到解毒的目的。一个正常成人一昼夜大约可以从尿中排出30g尿素。但是如果当肝脏发病到了晚期时，肝功能就会发生衰竭现象，就会产生氨中毒——肝性脑病，随时都有死亡的可能。所以，肝脏也是一个非常有力的解毒器官，它除了对人体代谢过程中所产生的一些有害废物进行解毒外，还能够把日常食物中可能沾有的少量毒素以及医疗上一些有毒药物全部或部分通过氧化、还原、水解和结合等方式解毒成无毒物质，排出体外。

3. 脂肪代谢

我们饮食中的脂肪类物质都会经过胃肠道的消化及胆汁的作用，最终分解成脂肪酸以及甘油，然后经过肠道吸收以后，就通过门静脉进入到肝脏中。中

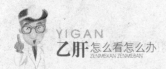
性脂肪的合成和释放、脂肪酸分解、酮体生成与氧化、胆固醇与磷脂的合成、脂蛋白合成和运输都是在肝脏内进行的。

如果平时进食的脂肪过多，超过人体的需要，就会造成脂肪肝和肥胖。反之，如果长期饥饿，必然会氧化体内所储存的脂肪来供给生命活动的基本能量，这样，就有可能导致酸中毒、酮中毒。

4. 维生素代谢

人的生命除了依赖糖类、蛋白质、脂肪三大要素为生命活动提供能量以外，还离不开维生素。如维生素A、维生素B、维生素C、维生素D和维生素K的合成与储存均与肝脏密切相关。肝脏明显受损时会出现维生素代谢异常。肝炎或其他肝病病人常规服用B族维生素和维生素C有利于肝病的恢复。如继发维生素A缺乏，会出现夜盲症或皮肤干燥综合征。

5. 激素代谢

肝脏参与激素的灭活。当肝功能长期损害时，可出现性激素失调，往往有性欲减退，腋毛、阴毛稀少或脱落，阳痿、睾丸萎缩、月经失调以及肝掌及蜘蛛痣等。

胆汁，让消化更轻松

胆汁一般是由胆汁酸、胆红素、胆盐等其他成分构成的液体。胆汁对人体的消化系统有着至关重要的作用。胆汁的颜色通常是淡黄色至深绿色，这主要由胆汁内所含胆红素的性质和浓度来决定。胆囊里的胆汁已经浓缩，所以色泽颇深。胆红素主要是以红细胞中的血红蛋白为原料，经脾、骨髓、肝脏等器官制造出来的。人的红细胞大约只有120天寿命，老的红细胞不断破坏，新的红细胞不断产生，两者达到相对平衡。假如一个人有3000～5000ml血液，那么每天就会破坏和新生各25～40ml血液的红细胞。破坏红细胞的工作，主要是在脾脏中进行；最主要的就是在骨髓中进行一些产生新红细胞的工作。红细胞破坏后，析出血红蛋白，血红蛋白经过一系列的化学变化，进一步分解成胆红素，最后由肝细胞加工、改造而成胆汁，分泌入胆小管，逐步汇集入较大的肝胆管出肝脏，输送到胆囊。正常情况下，每天肝脏制造800～1000ml的胆汁。胆囊仅起到浓缩贮藏和排放的功能。胆汁当中的胆盐拥有降低水与脂肪的表面张力的作用。可以将脂肪进行乳化，用来增加脂肪和消化液中脂肪酶之间的接触面积，使之更加容易消化。胆盐又可增加脂肪酶的活性，乳化的脂肪微粒可不经消化而直接被吸收。脂肪酸、胆固醇，以及脂溶性维生素如维生素A、维生素D、维生素E、维生素K均须与胆汁酸结合成为水溶性复合体方能被吸收。某些物质如重金属盐类、奎宁、阿托品、士的宁、水杨酸盐等亦可随胆汁排出。

在正常的情况下，一个成人每天大约可以产生250mg胆红素，如果排出途径非常顺畅的话，那么血液内的胆红素含量就会保持恒定。当药物中毒、疟疾等疾病出现的时候，会引起人体内红细胞大量破坏，胆红素生成的能力增强，就会超过肝脏加工分泌的能力，从而引起血液里胆红素的潴留和增加，使皮肤、巩膜及小便明显发黄，造成临床上所称的"黄疸"发生。由于红细胞遭到大量破坏引起的黄疸叫"溶血性黄疸"。而肝细胞因为发炎（如肝炎）或者中毒致使肝细胞的功能受到一定的破坏，肝细胞不能够加工分泌胆红素而进入胆小管，也可导致血液内的胆红素潴留增加而引起黄疸，被称为"肝细胞性黄疸"。又或胆管通道阻塞（如胆囊炎、胆结石、胆道肿瘤等），也可引起黄疸，称"阻塞性黄疸"。

在胆红素排入肠道以后，就会转变成了粪胆原、粪胆素，从而使大便被染成了黄色。阻塞性黄疸病人，因为大便中没有粪胆原、粪胆素，而致使大便的外观呈现白陶土色。因为肠道中缺乏胆汁、胰液，而使脂肪没有办法消化，使大便变得稀烂、油亮，显微镜下可见到大量的脂肪球或脂肪小滴。

保护身体，快速排出体内毒素

肝脏作为人体内最主要的解毒器官。对外来的或是体内的代谢所产生的有毒物质进行处理，使有毒物变成比较无毒的或溶解度较大的物质，随着胆汁或者尿液排出体外。

肝脏解毒主要有以下几种方式：

①化学方式：有还原、氧化、分解、结合和脱氨等作用，其中的结合方式是一个极为重要的方式。当毒物和葡萄糖醛酸、硫酸、氨基酸等结合以后就会

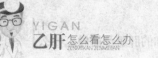

变成无害物质，从尿中排出体外。体内氨基酸脱氨以及肠道内细菌分解含氮物质时所产生的氨是一种有毒的代谢产物，氨的解毒主要是在肝内合成尿素，随尿排出体外。当肝功能衰竭时血氨含量升高。

②分泌方式：一些重金属，比如汞，以及一些来自肠道的细菌可以经过胆汁分泌从而排出体外。

③蓄积方式：某些生物碱，如士的宁及吗啡可蓄积于肝脏，然后逐渐少量释放，以减少中毒程度。

④吞噬方式：肝静脉窦的内皮层含有大量的枯否细胞，具有很强的吞噬能力，可以吞噬血中的细菌、异物、染料及其他的颗粒物质。据估计，门静脉血中的细菌大概有99%在经过肝静脉窦时就被吞噬了，因此，肝脏所起的这一滤过作用的重要性是非常明显的。

许多激素一般在肝脏内经过类似上述的方法处理后就会失去活性，比如类固醇激素和抗利尿激素等。但是某些肝病患者因雌激素灭活障碍而在体内蓄积起来，可能会引起性征的改变。醛固酮和抗利尿激素的灭活障碍可引起钠和水分在体内潴留。

肝脏的解毒功能经常会受年龄、昼夜节律、性别、饥饿、营养状态、妊娠、内分泌及遗传等因素的影响。例如，新生婴儿是最容易发生氯霉素中毒的，原因之一是肝内生物转化酶系统的发育尚不是很完善；老年人对待氨基比林、保泰松等的转化能力比较差，所以用药后药效较强，不良反应也比较大。氨基比林在男性体内半衰期约13.4小时，而女性只有10.3小时，这就说明了女性对氨基比林的转化能力强。

一些外源性的物质（如农药、毒物）或亲脂性药物可以使肝内的药酶合成明显增加，从而实现对其他药物的代谢能力逐渐增强，称为酶的诱导作用。目前，已知至少200多种药物和化学物质具有酶诱导作用，如苯巴比妥、利福平、安体舒通等。药酶诱导作用有时可造成药物性肝损伤或化学致癌。

有些药物可以通过抑制药酶，从而使另一药物的代谢延迟下去，药物作用时间延长和加强，都被称为酶的抑制作用。微粒体酶的专一性并不是很高，但是多种药物能够作为同一酶系的底物，从而出现了各种药物对药酶的竞争性的抑制，如保泰松可抑制甲磺丁脲的代谢，而增强其降血糖作用。

环境污染，以及各种毒素方面的刺激，尤其是肠源性内毒素所造成的损伤，经常会加重肝脏的负担，致使各种肝病的慢性化、重症化、纤维化以及癌变等。所以，在治疗肝病的过程中，注重体内的除污工作对治疗是十分必要的。慢性活动型肝炎、失代偿性肝硬化、肝癌等患者会因为机体的免疫功能低下，然后引发感染，使病情加重，甚至成为导致死亡的重要因素，其中一些来自胃肠道细菌的感染率占到了60％以上。因此，必须要经常性地清除肠道内的一些有害细菌和毒素。肝病患者应该长期服用对清除胃肠内细菌、毒素污染的效果比较好的药物，不管对预防并发症、改善肝功能，以及提高生存、生活质量都是非常有利的。

肝脏与造血之间的关系

造血器官是随着胚胎发育而发生变化的，胚胎期，造血发生的时间一般起源于第三周，最初只是出现在卵黄囊间充质细胞内形成的血岛，分化出第一代造血干细胞，并开始造血，直到胚胎第二个月才停止造血，接着就为肝和脾开始造血，肝脾造血会一直延续到第七个月才会停止。从胚胎发育的第五个月起，骨髓参与造血过程，肝造血功能逐步消失，骨髓开始成为终身的造血器官。婴幼儿时期的骨髓造血功能虽然通常都可适应急速成长和发育的需求，但是当造血需要过多增加的时候，肝、脾可以再参与造血从而来补充骨髓功能的不足。因此，这种骨髓外造血是代偿性的。成年人由于骨髓造血组织量很充足，如果出现骨髓外造血，则无代偿意义，而是功能紊乱的表现。

一般在身体缺血、缺氧的时候，肾脏就会生成促红细胞生成素，促红细胞生成素可以调节红细胞的生成。

肝脏及单核—巨噬细胞系可以生成转铁蛋白。但是当转铁蛋白供应不足的时候，就会影响红细胞的生长和寿命。

血细胞经常会因衰老而被破坏，也可能会因为意外和各种病理原因而遭到破坏，破坏的方式因血细胞的种类不同而不尽相同。红细胞破裂以后，所释出来的血红蛋白可以和血浆中的结合珠蛋白相结合，然后再被肝脏摄取，使脱铁血红素转变成为胆色素，铁就以铁黄素的形式沉着于肝细胞内。

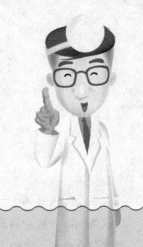

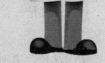

第三章
Chapter 3

教你认识乙肝疾病

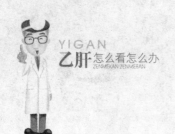

什么是乙型肝炎

乙肝病毒属于一种脱氧核糖核酸的病毒，是嗜肝脱氧核糖核酸病的毒株。这类病毒一般会具有感染的种族特异性，彼此之间不会发生交叉感染。乙肝病毒只会对人、猩猩及恒河猴有易感染性。

下文是一篇乙肝病毒拟人化的自述：

我的学名叫乙型病毒性肝炎病毒，提起来大概没有几个人不知道的，因为我的足迹已经遍布了大江南北、世界各地，那些被我感染过的人更是数以亿计。我还有多个兄弟——甲肝病毒、丙肝病毒、丁肝病毒、戊肝病毒——但是他们都没有我有战斗力，所以也就没有我的名气大。

我主要是通过血液来侵入人体的。比如，在输血的时候，我可能就会在待输的血液里，瞒过那些粗心大意的大夫，进入到人体中。那些含有我的血制品、针头和注射品都是可以帮助我"偷渡"的密友。

另外还有一个途径，很多携带我或者感染了我的孕妇，也可以为我所利用。在她们分娩时，我经常混在羊水、血液、分泌物中，趁机感染胎儿。但是，只是在少数情况下，我在子宫内就把胎儿感染了。

当然，我的成功率也并不是可以达到百分之百。如果在经过化验以后，孕妇的血液中出现一种被医生们称作乙肝表面抗原（英文缩写为HBsAg）的东西，也就是HBsAg呈阳性，同时，另一种乙肝e抗原（HBeAg）也呈阳性，说明我已经在她体内进行大量的繁殖，那么我通过她感染胎儿的机会就会很大；而且，我也可能通过唾液、乳汁等来感染新生儿。如果血液中HBsAg阳性，而HBeAg阴性，那么我通过她感染胎儿的机会就会相对较小。

婴幼儿是最容易收留我的个体，因为他们身体的免疫系统还没有发育成熟，所以对我的抵抗力比较弱。一旦他们感染我之后，就会有好多人成为我的携带者。这些携带者中有一部分人将来就会发展成为慢性的肝炎患者。但是现在人类已经在想办法尽量保护他们的"花朵"了。现在，婴儿一般在出生后24

小时内、1个月、6个月分别都要接种一次针对我的乙肝疫苗，使我无法在他们的体内藏身。疫苗和一种叫做乙肝免疫球蛋白（英文缩写为HBIG）的东西联合应用，就更加厉害了。

事实上，我也并不只是"钟情"于小孩子，成人我照样也敢"冒犯"。当然，人们在感染我之后的表现也是不相同的：有的人一旦感染了我，就会出现不同程度的发热、恶心、乏力、厌食等症状；有的人感染了我之后，却没有任何症状——这些人就会误以为和我"无缘"，我正好就可以利用他们的这种麻痹大意的思想，感染更多的人。其实，只要人们感染了我，不管症状或轻或重，都可以在血液里发现我的踪迹。

比如，"大三阳"和"小三阳"就是人们普遍用来描述我在人体内时的活动情况。"大三阳"指的是HBeAg、HBsAg、抗HBc（乙肝病毒核心抗体）同时阳性，这说明我正非常活跃地在人体内繁殖，这个时候人体的血液、唾液、精液、尿液中都有我。而"小三阳"指HBsAg、抗HBe（乙肝病毒e抗体）、抗HBc同时阳性，表示我的繁殖已减少，传染性也不强了。当然，"大三阳"和"小三阳"可以相互转化。

现在，人类掌握了一种叫"七分养，三分治"的疗病措施。在我活动比较厉害的时候，病人就需要卧床休息，这样，他们肝脏的负担就大大减轻了，功能也逐渐得到恢复。一旦我的活动转入低潮，他们可下床做一些适当的活动，如散步、打太极拳等，以提高自身的免疫力与我抗衡。好多人还学会了保持心情舒畅，这也让我"战斗力"大大降低。

病人还用"饮食疗法"恢复身体，为减轻消化系统的负担，他们常饮食清淡，并吃较多的豆类、豆制品以及适量的鸡、鱼、瘦肉以补充蛋白质。他们还吃好多蔬菜，以吸收更多的维生素和各种微量元素。他们也懂得要谨慎用药，拒绝饮酒。

实话实说，我对一些针对我的药物也颇为忌惮。医生根据病人病情选用α-干扰素、拉米夫定（贺普丁）等药物抑制我的繁殖，使我没有了大的作为。

这样下去，也许我很快就会被人类征服。

过去的研究一直认为乙肝病毒具有嗜肝专一性，只是侵犯人体肝脏，并以

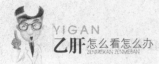
肝脏为其"栖息地"。现在的研究结果表明，乙肝病毒并非只侵袭肝脏一处，它是以肝脏为"基地"，到处侵袭，在多个脏器、组织内均可发现乙肝病毒，甚至是复制状态的乙肝病毒。由于乙肝病毒四处活动，这为彻底清除乙肝病毒的研究工作增添了新的困难。乙肝病毒的这种"泛嗜性"也导致目前各种抗病毒治疗效果不佳。

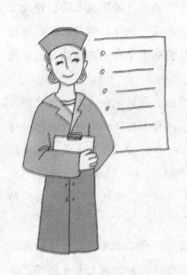

乙肝病毒的泛嗜性给治疗乙型肝炎带来了许多麻烦，医务工作者曾经设想，采用导向治疗乙型肝炎，用一种特殊的载体，载体本身具有明确的方向性，载体载有有效的抗病毒药物，直接进入肝组织，攻击乙肝病毒，但到今天都还没有成功，其原因之一就与乙肝病毒泛嗜性有关。因而，治疗乙型肝炎难度较大，对付乙型肝炎的最佳策略还是预防为主，我们要按计划免疫，及时注射乙型肝炎疫苗，主动杜绝乙肝病毒的侵入。已感染乙肝病毒的人员，要分清楚是乙肝病毒既往感染者还是现症感染者，既往感染者无须治疗，而现症感染者需及早治疗。

乙肝病毒的携带者大约会有1/3的人终生携带却不发病，另外有1/3的人可能会发作并且转化为乙肝病人，然而在发病的这1/3的人群中大约会有30％的人因为治疗不及时而发生肝硬化。所以，乙肝病毒携带者虽然称不上是乙肝病人，但是也要经常去医院进行检查，否则也许会有不良后果发生。

乙肝血清标志物

人们应该根据什么来判断是否得了乙肝呢？乙肝血清就是乙肝病毒的标志物，如果乙肝血清指标不正常，那么就表明你被乙肝病毒侵犯了。

假如乙肝病毒持续地进行复制就会增加肝脏炎症的发展并且会诱发肝纤维化的发生，然而炎症和纤维化则是造成肝硬化的先驱条件。只要是HBV－DNA

显性复制增加，那么乙肝肝硬化患者死于肝功能失代偿的可能性就会明显的增高。

台湾的一所大学曾经利用了将近13年的时间来对7个镇区的年龄在30~65岁的23820名入选者进行了肝功能、乙肝5项、B超及用PCR法，测定基线血清HBV-DNA的调查，发现其中有4155例患者的HBsAg阳性，而且对其中HBV-DNA的不同水平者进行了分层测试，依次可以分为<1×10^4拷贝/ml组、（1.0~9.9）×10^4拷贝/ml组和≥1×10^5拷贝/ml组，并按照《指南》要求计算肝硬化或失代偿肝硬化的累积发生率。

结果表明，395例患者最终被确诊为患了肝硬化。并且根据HBV-DNA水平进行分组发现，HBV-DNA载量≥1×10^6拷贝/ml组中肝硬化的发病率是最高的，相对危险度（RR）可以达到8.7；然而<1×10^4拷贝/ml组中发生肝硬化者占5.8%：（1.0~9.9）×10^4拷贝/ml组为10%；≥1×10^5拷贝/ml组为32.3%。经过13年的随访可以发现，1620例（43%）HBV-DNA水平≥1×10^4拷贝/ml的感染者中，共有289例会发生肝硬化，占到肝硬化总病例数的73%。其中的39例患者发生失代偿性肝硬化，发生率为89.4/（10万人·年）；即使在HBV-DNA无法检测到的感染者中，依然有386.1/（10万人·年）的肝硬化发生率。对于HBV-DNA低至无法检测出的感染者，也不能放松警惕，今后仍有发生肝硬化的危险。但是对HBV-DNA阳性者，其复制水平越高，发生肝硬化的时间会越短，概率越高。因此，定期查血清HBV-DNA定量可作为帮助预测慢性乙型肝炎发生肝硬化的指标。

乙肝血清作为乙肝的判断标准，对治疗乙肝病毒也同样有很大的作用，所以注意检查你的血清指标是否正常，对你保持身体健康至关重要。

急性黄疸性肝炎

临床上会把急性黄疸性肝炎分为黄疸前期、黄疸期和恢复期三个时期，整个病程要经历2~4个月的时间。有些病人在黄疸出现前常会有前驱期的表现，其中包括有胃肠道症状，少数病人也可能会出现低热，或着伴随着血清病样症状，后者约见于20%的急性乙肝患者；约30%的患者可出现关节痛，多数持续

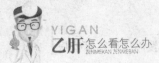
时间较短，少数病人可能症状较明显，常呈对称性。皮肤损害可伴关节症状或单独出现，常为红斑或斑丘疹，持续数日或1周。偶尔可出现荨麻疹、血管神经性水肿、出血性皮疹或多形性红斑，还可以出现雷诺现象。上述肝外损害的症状，与肝损害的严重程度无关，也可见于急性乙型无黄疸性肝炎者。一般来说，黄疸出现后，前驱症状消失，发热减退，食欲好转，但有些患者发热及消化道症状在短期内仍存在。急性黄疸性肝炎患者，当黄疸发生时，必须与胆道疾病相鉴别。有少数急性肝炎患者上腹痛较重，易被误认为是胆道疾病。胆道疾病患者一般多有反复发作的病史，每次发作时易有寒战、发热、右上腹绞痛、黄疸加深，随着疼痛缓解，寒战、发热停止，黄疸也消退，检查时胆囊区有压痛，B型超声有异常影像。末梢血白细胞及中性粒细胞增加。血清转氨酶在发作后很快上升，缓解时即迅速下降。血清碱性磷酸酶和β-谷氨酰转肽酶明显增加，以上变化急性黄疸性肝炎患者较少见。

急性胆汁淤积性肝炎

一般出现下列现象的病人多会被考虑患了急性胆汁淤积性肝炎：

①曾经有过明显的乙型肝炎接触史。

②有感冒、发热、关节痛、荨麻疹等黄疸的前驱症状。

③一旦黄疸出现以后就会有乏力、食欲不振和恶心等症状，但不会出现腹痛。

④大便颜色比较浅但是很少会呈灰白色，即使呈现灰白色，也为一次性。

⑤黄疸会持续数月，但是皮肤的色泽仍然为橘黄色，不呈现深绿色。

⑥全身情况良好，没有体重减轻和贫血的现象。

⑦胆囊不太大，并且腹部没有包块，肝脏可以触及。B型超声检查中根据有无胆囊和胆管扩张的影像，可与肝外阻塞性黄疸相区分。

急性无黄疸性肝炎

在过去，对人群中无症状的单项SACT（窦房传导时间）升高的患者，首先要考虑的是乙肝，理由是这些人做HBsAg检查显示阳性率超过正常人群的2～3倍。最近的研究发现，HBsAg阴性者大多是丙肝（血中抗HCV阳性）。其他的肝胆类疾病也可以表现为单项SACT升高，例如，脂肪肝、酒精性肝病、慢性血吸虫病、非典型胆道感染、无痛性胆石症以及肝癌等。此外，如贫血、肌病、肾脏病、心力衰竭、休克、各种严重感染等，也会引起SACT升高，但是都有它们本身的特殊临床表现，所以不难进行区别。另外，除了以上常见的急性乙肝以外，还应该补充在一些特殊的情况下患急性乙肝的临床表现。其中包括妊娠合并急性乙肝；在肾透析单位的病人及工作人员可引起急性乙肝。对工作人员，可以出现急性肝炎症状。但肾透析病人常有免疫功能缺陷，病情常较轻，病势较缓，但易转变成HBsAg携带者。在乙肝的并发症中，有30%～40%的结节性多动脉炎和乙肝有关系。

慢性迁延性肝炎

根据西方有关国家的资料分析可以发现，大约有30%的慢性迁延性肝炎（简称慢迁肝）是由于乙肝病毒的感染所引起的。根据我国台湾的报告，慢迁肝患者的HBsAg阳性率高达60%。根据我国大陆的资料分析，大部分慢迁肝也是由乙型肝炎病毒所引起的。儿童的慢迁肝大多是由母婴垂直传播或幼婴儿期水平传播所致。HBsAg、HBeAg双阳性母亲所生的婴儿有85%～95%可被HBV感染而成为乙肝病毒携带者，其中大部分携带者实际上是慢迁肝。我国大陆目前约有HBsAg慢性携带者达1亿人以上，可以推算其中有相当数量的慢迁肝。根据权威机构的报道，慢性小叶性肝炎的肝组织，用双桥PAP标志染色，HBsAg阳性率达80%，说明HBV是慢性小叶性肝炎的主要病因。最近资料报道，90%的输血后肝炎是由丙型肝炎病毒（HCV）引起，其中40%～50%的丙型肝炎可发展为慢性肝炎。

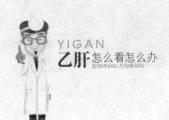
慢性活动性肝炎

据有关权威机构估计，有5％～10％的急性乙型肝炎可会转变成为慢性活动性肝炎（简称慢活肝）。另据报道，1 070例有输血史的病人中6％发生急性丙型肝炎。从65例急性丙型肝炎随访过程中发现，71％发展为慢性肝炎。持续性肝硬化、隐匿性肝硬化和慢性肝炎患者中，抗HCV阳性者为30％～75％，说明丙型肝炎较乙型肝炎有更高的转慢率。此情况已引起普遍的关注。

因为慢活肝临床表现复杂多样，所以有的学者就提出，可以将慢活肝的临床表现主要分为以下几种类型：

①隐袭型：大约90％的慢性活肝患者因长期没有症状而没有及时接受治疗。这些病人通常会在出现明显症状的时候，或是在通过健康体检的时候，发现肝出现肿大的情形，有时也会发现肝功能出现异常或者HBsAg阳性或抗HCV阳性之后，才可以被诊断为患了慢活肝。

②反复发作型：这种类型的慢活肝患者的病情波动一般较大。等到病情稳定的时候，可出现无症状或症状轻微；病情恶化的时候，症状就会加重，可能会出现黄疸、血清胆红素升高、ALT和AST升高。经过数次或者反复恶化后，病情会趋向静止，或者向肝硬化方向发展，甚至最后会出现肝脏功能衰竭的症状。

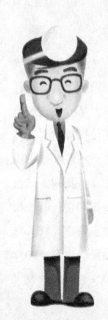

③胆汁淤积型：少数慢活肝患者一般都以高胆红素血症作为突出的临床表现。自我感觉很差、乏力、腹胀、皮肤瘙痒、大便颜色变浅等。血清胆红质可达171μmol／L以上，ALT中度升高，碱性磷酸酶和转肽酶升高。

④肝功能衰竭型：患者肝功能发生急剧恶化，会出现严重的消化道症状，例如，食欲不振、明显恶心、厌油、呕吐等。

临床可以观察到部分的慢活肝患者病情长期比较稳定，工作也正常，但是每当劳累过度、饮食不节制，如酗酒或暴怒等，就会促使发生病变活动；或者病程中重叠出现丁型肝炎病毒感染，以至于病情出现恶化，甚至进一步发展为慢性重型肝炎。

急性重型肝炎

急性黄疸性肝炎起病后不久食欲极度缺乏、频繁呕吐、腹胀或呃逆、极度乏力；并于起病后10天左右迅速出现精神、神经症状，如行为反常、性格改变、意识障碍及精神异常。伴有肝功能异常，特别是凝血酶原时间延长，凝血酶原活动度低于40％，即应做出急性重型肝炎的早期诊断，积极地采取阻断病情凶险发展的治疗措施，以降低病死率。即使有的患者黄疸很轻，甚至尚未出现黄疸，但有上述的精神、神经症状出现时，亦应考虑本病。否则延误抢救时间，患者将很快出现肝性脑病、腹水、低血压、电解质紊乱、感染、出血及肾功能衰竭而迅速死亡。

亚急性重型肝炎

急性黄疸性肝炎，在起病以后10～56天以内若具备以下的指征：第一，出现Ⅱ度以上的肝性脑病症状（即上述之精神、神经症状）；第二，黄疸会出现迅速上升（数日内血清胆红素上升大于$170\mu mol/L$），以致肝功能受到严重的损害（血丙氨酸氨基转移酶升高、浊度试验阳性、白／球蛋白倒置，γ-球蛋白升高），凝血酶原时间出现明显的延长（凝血酶原活动度低于40％）；第三，出现高度乏力以及明显的食欲减退或恶心呕吐、重度腹胀及腹水，可能会有明显的出血现象（对无腹水及明显出血现象者，应注意是否为本型的早期），应考虑亚急性重型肝炎。

亚急性重型肝炎若不及时抢救，病死率极高。

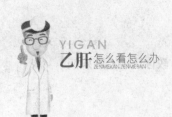
慢性重型肝炎

临床表现同亚急性重型肝炎，但有慢性活动性肝炎或肝炎后肝硬化病史、体征及严重肝功能损害。

对于无临床乙肝病史（隐匿发病的慢性乙肝），但必须具有慢性肝病体征和（或）慢性乙肝的实验室检查结果，如肝病面容、肝掌、蜘蛛痣、肝脏质地硬、脾肿大增厚、γ-球蛋白增高、A／G比值异常等，并排除丙型重型肝炎。肝硬化基础上发生的重型肝炎，必须具有门静脉高压征和脾功能亢进的表现。有学者统计慢性重型肝炎患者，无慢性肝病史的隐匿发病而发展为慢性重型肝炎者占27%～30%。慢性重型肝炎的抢救比较棘手，存活率低，病死率极高。

重型肝炎是由于机体对HBV所发生的免疫反应过强，造成肝脏大部分肝细胞的溶解，致肝功能不全，最终引起肝功能衰竭而死亡。看来，这种免疫反应的个体差异似乎是无法预测的。实际上，造成严重损害肝脏的诱因，只要仔细搜集，是可以发现的。如急性黄疸性肝炎治疗不当、延误病情治疗不及时，每每有带病上班工作的，或病前就有劳累过度、重体力劳动或剧烈体育运动过度、性生活过度、长期夜生活、生活没有规律、精神过度紧张、忧愁或恐惧、暴怒、嗜酒、酗酒、营养不良、饥饿或发高热、低血糖、暴饮暴食、服药种类过多（特别是损肝的药物）等诱因；也有其他杂症，如感染、胆道疾病、溃疡病出血、恶性肿瘤或长期使用激素、外伤后休克等引起肝血灌明显减少、外科手术使机体反应性增强，以及妊娠、分娩、输血、肝炎病毒混合感染或重叠感染（特别是重叠丁型肝炎）及年龄超过60岁或小于2周岁等，凡一切诱发抵抗力降低的损肝因素均可诱发重型肝炎。

肝硬化与乙肝的区别和联系

1. 如何判断乙肝患者病情已发展到肝硬化程度

判断慢性乙型肝炎患者病情发展到肝硬化程度的方法有：

①症状：腹胀、疲乏、腿肿、鼻或牙齿出血等。

②体征：面色发黑、肝掌、蜘蛛痣、腹壁静脉曲张、颜面毛细血管扩张、下肢水肿、脾大、腹水、胸水等。

③影像学检查；B超、CT等提示肝界缩小、门静脉和脾静脉内径增宽，肝表面明显凹凸不平，呈锯齿状或波浪状，肝边缘变钝，肝实质回声不均、增强，为结节状，胃镜可见胃底、食管静脉曲张。

④化验指标提示：血清白蛋白、凝血酶原活动度、血红蛋白、血小板等明显降低，球蛋白明显升高，白/球蛋白比值倒置，肝纤维化指标改变。

⑤肝组织活检（肝穿刺取肝组织进行检查）：显示肝小叶结构紊乱、纤维组织增生严重、再生小结节形成等。

2. 慢性乙肝肝硬化程度的划分

慢性乙型肝炎肝硬化严重程度的判断可分为下面两种：

（1）表示病情较轻，预后相对较好的肝硬化。

①无症状肝硬化：病人往往没有明确的肝病病史，也无明显的肝病症状，或曾经有过乙肝病毒携带史，身体一直挺好，可能在常规体检时（化验肝功能、做B超时）被发现。

②代偿性肝硬化：指早期肝硬化，可见轻度乏力、食欲减少或腹胀症状，但无明显肝功能衰竭表现。血清白蛋白降低，但仍大于或等于35g/L，胆红素小于或等于35μmol/L，凝血酶原活动度大于60%，血清丙氨酸氨基转移酶及天冬氨酸氨基转移酶轻度升高，转肽酶可轻度升高。可有门脉高压症，如轻度食管静脉曲张，但无腹水、肝性脑病或上消化道出血。

③静止性肝硬化：丙氨酸氨基转移酶正常，无明显黄疸，肝质地硬，脾大，伴有门脉高压症，血清白蛋白水平低。

（2）表示病情较重，预后较差的肝硬化。

①失代偿性肝硬化：指中晚期肝硬化，有明显肝功能异常及失代偿征象，如血清白蛋白小于35g/L，白蛋白与球蛋白比值小于1.0，明显黄疸，胆红素大于35μmol/L，丙氨酸氨基转移酶和天冬氨酸氨基转移酶升高，凝血酶原活动度小于60%。患者可出现腹水、肝性脑病及门脉高压症引起的食管、胃底静脉明显曲张或破裂出血。

②活动性肝硬化：慢性肝炎的临床表现依然存在，出现较深的黄疸是这一型肝硬化的标志。氨基转移酶早期升高，后期逐渐下降，而黄疸逐渐上升，形

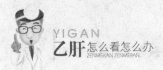

成分离现象，白蛋白水平下降，肝质地变硬，脾进行性增大，并伴有门脉高压症。

3. 乙肝肝硬化时肝功能的受损程度如何划分

临床上将肝硬化时肝功能代偿能力分为三级：

①肝功能一级：血清白蛋白大于35g／L，血清氨基转移酶小于40U／L，没有腹水，没有精神神经症状（肝性脑病等），血清凝血酶原时间延长1～3s，血清胆红素轻度升高。这一级属于早期肝硬化，肝功能代偿能力较好，病情相对较轻，适合做各种手术。

②肝功能二级：白蛋白26～34g／L，血清氨基转移酶40～80U／L，血清凝血酶原时间延长4～6s，少量腹水，轻度精神神经症状，血清胆红素200～340μmol／L，属于中期失代偿性肝硬化，病情较重。

③肝功能三级：血清白蛋白小于25g／L，血清胆红素大于340μmol／L，氨基转移酶大于80U／L，凝血酶原时间延长6s以上，大量腹水，不易消除，出现肝性脑病（肝昏迷），属于晚期失代偿性肝硬化，病情严重，不适合进行手术治疗。

慢性肝炎要经历的几个阶段

我国的乙型肝炎患者比较多，特点是慢性比例较大，感染通常会发生在儿童时期，主要的来源就是乙型肝炎家庭。慢性肝炎的自然发展过程大致可以划分为免疫耐受期、免疫清除期（免疫活动期）和感染后恢复或恶化期3个阶段。

1. 免疫耐受期

感染乙肝病毒后半年以上，病毒未得到彻底清除，便进入慢性化阶段。对于多数乙型肝炎患者来说，都要经历乙肝病毒携带阶段，这一阶段也就是乙型肝炎免疫耐受阶段。这一阶段的特点主要表现在以下几个方面：

①感染时间比较长，一出生就已经感染上了乙肝病毒，有可能终生携带但是不发病，免疫耐受期会始终不被打破。这些人如果不去做体检的话，往往是不会发现的，但是大多数携带者会在经历了一个比较漫长的（几年或几十年）病毒携带状态以后，免疫耐受状态最终被打破，进入免疫活动阶段。

②身体没有明显不适，没有特殊异常表现，化验肝功能基本正常。外表上看来和正常人没有两样，生活或学习都很正常。

③一般处于免疫耐受期的乙肝病毒携带者人数比较多，大多都是通过偶然体检时（如入托、上学、高考、招工、参军、婚检等）被发现。

④此期的肝脏内部的病变多为轻微的，潜移默化型的，但是个别患者的肝组织活检会显示基本正常，大多数的患者肝脏会有反应性炎症，没有或会有轻度的纤维化。

2. 免疫清除期

伴随着病毒携带时间的逐渐延长，机体免疫机制就会发生明显的变化，然后开始对乙肝病毒进行识别并且清除，免疫清除过程会导致肝功能异常（转氨酶升高等），出现肝炎症状（疲乏、食欲不振、尿黄、肝区不适等）。发生炎症反应的最终结果是乙肝病毒e抗原阳性逐渐转化为乙肝病毒e抗体阳性（即所谓的"大三阳"转为"小三阳"），这种血清转换会随着年龄的增长而逐渐增高。等到血清转换以后，大多数的病人肝功能会逐渐恢复正常，病情出现好转，然后进入肝炎的康复阶段，有很大一部分患者虽然出现了乙肝病毒e抗体，但是伴随有其他肝炎病毒的重叠感染（如丁肝、丙肝病毒等）或乙肝病毒变异（通常是前C区基因变异），致使病情反复发作，有的乙肝病毒e抗原再次转阳，病变持续发展，最终演化为重型肝炎或肝硬化。

3. 感染后恢复期或感染后恶化期

伴随着乙肝病毒e抗原和乙肝病毒脱氧核糖核酸同时出现转阴的迹象，大多数的患者就会进入乙型肝炎后的恢复期，那么血清乙肝病毒表面的抗原就会表现为低水平，肝功能长期保持正常，肝内大多数为整合型病毒，肝细胞内的乙肝病毒核心抗原多呈现阴性，肝组织是非活动性的病变，以反应性炎症最为多见。有些病例的乙肝病毒表面抗原会逐渐消失，只有肝内还残留有整合型的病毒，此时就可以认为是乙型肝炎已经基本消失。但是部分病例的免疫耐受被打破以后，病变迁延、波动，表现为肝功能反复异常，乙肝病毒e抗原虽然转阴，但是乙肝病毒脱氧核糖核酸一直阳性，有时"小三阳"还会逆向转换为"大三阳"。其主要原因是重叠感染了其他肝炎病毒（如甲型、丙型肝炎病毒等）或是乙肝病毒变异，病变反复加重，发展为肝硬化甚至肝癌。

慢性乙型肝炎的病变结果，多数活动轻微，感染水平虽有下降，但一直

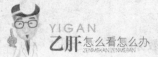

保持无明显症状的病毒携带状态；少数病变长期反复活动，最终发展成为肝硬化。判断乙型肝炎病情发展的重要因素是肝组织是否有桥样坏死或融合性坏死，肝组织活检无桥样坏死者，一般不会发展为肝硬化或肝功能衰竭；有桥样坏死者约80%在5年内发展为肝硬化。

什么情况下乙肝会转变成肝癌

根据美国国立卫生研究院（NIH）在2009年所做的报告认为，虽然大范围的推广接种乙肝疫苗可以预防乙肝病毒的感染，但是至今并没有覆盖所有地区，所以急性和慢性乙肝病毒（HBV）感染到现在仍然是全球第一大健康问题。因为HBV相关终末期的肝病或肝细胞癌的诱因而导致死亡的患者每年会超过100万人，只在中国，每年患肝癌的人数都要超过30万人。所以乙肝转变为肝癌的可能性依然非常大，对乙肝的研究与应对依然非常严峻。

经过一些对全球性的抗病毒治疗资料的整体回顾，可以发现HBV的相关肝硬化和肝癌（HCC）最重要的预测因素是血液中含有的HBV-DNA和ALT水平是否一直增高。其他的危险因子又包括HBV基因型C感染，是否男性，有无HCC家族史，是否同时间会感染艾滋病病毒或乙肝病毒等。

德国海德堡大学医院的Peter Schirmacher教授已经总结出了人类肝细胞癌发生发展在分子生物学方面的一些研究进展，他的观点是：肝癌发生的一般机制，也就是肝脏慢性坏死性炎症会导致癌症发生的机制。主要有四种情况：一是持续加快的细胞更新会导致乙肝细胞DNA复制增加，使突变率猛然升高；二是已经坏死性炎症激活肝细胞内的炎症信号通路，然而这些信号通路具有促进癌症发生的作用；三是血管形成的改变可以促进肝细胞的增殖；四是肝硬化会导致细胞外基质的成分在数量和质量上有所改变，进而致使基质—肝细胞信号的转导改变。

当前已经知道的可以致癌的因子主要如下：

①HBV的作用：首先，HBV基因组编码具有的两种转录激活因子（HBx和preS），对多种细胞基因（如MYC，AP-1和EGFR）存在很大的作用；其次，即使HBV自身复制不需要基因组的完整性，但是大多数慢性的HBV感染所导致

的肝癌中都会存在HBV-DNA克隆增殖甚至进行多重整合。

②HCV的作用：慢性乙肝引起肝癌几乎全部发生于完全肝硬化（complete cirrhosis）的患者，这一方面支持HCV致癌能力较HBV弱，另一方面也明确表明了肝硬化是诱使肝癌发生的重要机制。

③黄曲霉毒素的作用：黄曲霉毒素B_1已经被证实与基因突变有关，该突变可能会导致癌症的发生。该突变一般常发生在撒哈拉以南、非洲和东南亚地区，然而欧洲却没有相关的病例，这也许是分子肿瘤流行病学的第一种模式（食物真菌污染）。

④铁贮积病的作用：一旦铁贮积病患者发展到肝硬化阶段，其肝癌的发生风险就为20%～25%。该病的确切致癌机制目前不是很明了，但是可能和自由基的形成有关。

人类要想在生活中做到预防肝癌就应该首先防治HBV、HCV感染，尽量避免黄曲霉毒素对食物的污染，注意和预防铁贮积病的发生。

乙型肝炎病毒对其他器官的危害

乙肝病毒不仅对人的肝脏有损害，而且还对人体其他器官也有很大的威胁，乙肝病毒会引起很多其他器官的并发症，并且会引发其他的疾病。下面就介绍一下乙肝病毒会引起哪些并发症：

1. 精神功能紊乱

现在认为除了重症肝炎有一些精神障碍的表现以外，普通肝炎也可能会出现这种情况。急性期主要表现为易怒、过度兴奋、失眠，在恢复期的几个月内就会表现为注意力不集中，并且容易出现疲劳（称之为肝炎后综合征）。

2. 神经功能改变

乙型肝炎可合并各种神经系统的损害，如急性非特异性神经节细胞退行性变，视力调节障碍、三叉神经感觉支病变等。

3. 胆管炎、胆囊炎

胆管炎，胆囊炎比较常见，据文献报告可达0.9%～49.7%。临床表现为低热、右肋部疼痛、胆囊区压痛、莫菲征阳性、十二指肠引流液镜检白细胞成

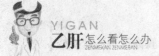

堆，细菌培养阳性可以确诊。如乙型肝炎患者经过一段时间治疗后，发现有上述症状和体征或ALT下降不满意者应考虑本病的可能。合并胆管感染的原因有：

①肝炎病毒直接侵犯胆管。

②肝病时枯否细胞功能低下，对来自门静脉的大肠杆菌及其毒素失去清除和解毒能力，从而导致胆管感染。

③肝炎后常出现胃酸分泌减少，大肠杆菌可在胆管内大量繁殖而引起上行性感染。

4. 胰腺疾病

乙型肝炎还可引起胰腺疾病，临床上突然出现上腹部疼痛时，应及时想到此病。血、尿淀粉酶检查可帮助诊断。重症肝炎者常因发生坏死出血型胰腺炎而死亡。有人发现各型肝炎均可合并急性胰腺炎，并可见于肝炎各期，病情轻重与肝炎临床类型和病情并不一定平行。但多数情况下急性肝炎常并发典型的急性胰腺炎，或使慢性胰腺炎急性发作。急性胰腺炎又常使肝炎病情加重。引起胰腺炎的原因，目前还不十分清楚，一般认为与自身免疫和免疫复合物引起的胰腺损害有关。

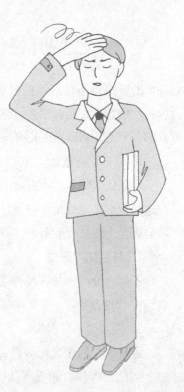

5. 食管、胃肠病变

急性肝炎时常伴有食管炎，有人认为与食管过敏有关，而胃肠道的功能性和器质性改变被认为与肠神经功能紊乱和免疫反应有关，慢性肝炎可合并溃疡性结肠炎。

6. 肝炎合并糖尿病

肝炎可引起糖代谢紊乱，故在各种肝炎的任何时期均可发生糖尿病，但很少出现临床症状，即使是慢性活动性肝炎并发糖尿病者。其发生机制目前尚不清楚，可能与胰腺本身的HBV感染、HBV免疫复合物损伤、大量摄入高糖饮食及遗传因素有关。

7. 低血糖

在肝组织严重破坏时，即重症肝炎或肝功能衰竭时，可发生低血糖，而低血糖昏迷又可加重肝损害、肝昏迷。

8. 血液系统并发症

其主要有血细胞量和质的改变，常见的有白细胞减少、血小板减少、全血细胞减少、再生障碍性贫血及出现异形淋巴细胞。另外，还有巨噬细胞增多、红细胞寿命缩短和溶血性贫血的表现。

9. 混合性冷球蛋白血症

近年来，肝炎患者发生本症逐渐增多，发生率约50%，主要的临床表现是皮疹、脉管炎、紫癜、关节痛、无力及进行性肾损害。

10. 皮肤合并症

其发生率为0.4%～25%，急性期皮肤出现荨麻疹、红斑疹、斑丘疹及血管神经性水肿。慢性肝炎，尤其是慢性活动性肝炎可出现皮肤瘙痒、脱屑、蜘蛛痣、毛细血管扩张、皮纹、紫癜、痤疮、面部蝶形红斑、日光过敏、多形性红斑、体毛减少、药物过敏等。

11. 循环系统合并症

①心脏疾病。主要表现为心律失常和心肌炎、心包炎、渗出性胸膜炎。

②结节性多动脉炎。目前肯定其与HBV有关，主要症状有发热、多关节痛、肌痛、皮疹、中枢性及周围性神经病、高血压、嗜酸粒细胞增多、血尿、氮质血症、肝功能损害等。

12. 关节及肌肉合并症

合并症主要有关节痛、关节炎、多发性肌炎等。

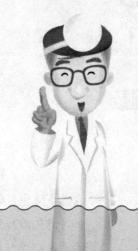

第四章

Chapter 4

乙肝疾病的自我诊断

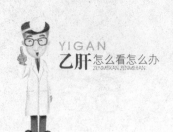
日常食欲不振

食欲下降也是病毒性乙肝患者早期主要表现之一。主要是由于肝细胞受损后，胆汁的生成及分泌减少，影响肠内脂肪的消化和吸收，反射性引起食欲的下降及厌油。另一方面，肝脏对有毒物质的解毒功能下降，导致下丘脑摄食中枢功能失调，发热、肠胀气引起胃肠道张力下降，且血游离脂肪酸的升高，均可影响摄食中枢对食欲的调节，引起食欲下降。最后，情绪方面的抑郁、恐病也会导致食欲下降。

肝掌、蜘蛛痣

肝掌主要发生在慢性乙型肝炎及肝硬化患者的手掌上，它同蜘蛛痣一样，会随着肝功能的好转而减轻甚至消失。

肝掌是由于雌激素在体内堆积过多引起，表现为患者的手掌呈鲜红色，色泽多见于手掌的大、小鱼际及手指掌面，手指基部可呈红色斑点或斑块状，但掌心无鲜红色改变，与手掌部动、静脉吻合相一致，加压后会变成苍白色。

肝掌有时也可见于正常人，或者营养不良、关节炎、恶性肿瘤患者。

蜘蛛痣多见于慢性乙型肝病患者，是肝脏损伤的重要标志之一。由于肝细胞对雌激素灭活作用的降低，引起血中雌激素水平的升高，使皮肤、黏膜的毛细血管扩张，形成蜘蛛痣。

蜘蛛痣的特征是中心为一个红点，周围有许多小血管向四周辐射，状如蜘蛛网，轻压其中心则能使整个蜘蛛痣褪色，去除压力则又恢复原形。中心的红点，是皮肤真皮层的细小动脉异常扩张形成的，小似针尖大到0～5cm。蜘蛛痣的出现部位大部分是在上腔静脉领域所分布的皮肤范围，也可分布于下肢、足背等处，可同时出现几个至数十个。

随着病情的好转，蜘蛛痣可以消失；如果病情恶化，可以复现。如患者发生休克或大出血以及血压下降时，蜘蛛痣可暂时消失或色泽减退。

另外，蜘蛛痣还可见于妊娠期妇女、青春期正常人，以及类风湿关节炎、库欣综合征、硬皮病等患者。

面色晦暗

面部特别是眼眶周围的色素沉着，呈晦暗而灰黑的面容。这种面容特征多见于慢性乙型肝炎、肝硬化。此外，手掌纹理和皮肤皱纹等处也可出现色素沉着。

出血现象

乙型肝炎患者发展到肝硬化阶段，由于门静脉压力的升高，食管下段静脉回流受阻，侧支循环的开放与扩张而形成静脉曲张。侧支循环的形成主要是由于肝细胞变性坏死、肝内纤维化、异常的肝结构等。异常的肝结构和纤维化的结缔组织收缩又进一步使上述血管发生扭曲、闭塞，使肝内血管网大为减少，从而加重了门静脉血流受阻。另外，门静脉小分支与肝静脉小分支、门静脉与肝动脉之间有异常的吻合及短路形成，这些就成为门静脉高压形成的基础。门静脉压力升高，使消化道等的血液回流受阻，势必引起侧支循环的开放与扩大。而这些曲张的静脉又很容易破裂出血，因为它们是由不结实的黏膜下层组织支持的，又经常受到食物的摩擦，尤其当食物粗糙、有刺激性或者是腹内压突然升高时，这些曲张的静脉更加容易破裂出血，甚至是大出血，危及患者的生命。因而乙型肝炎患者在饮食上也要选择那些温热细软的食物。

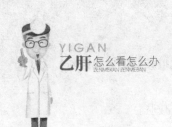
全身疲乏无力

全身乏力也是乙型肝炎患者的主要表现之一，可持续至疾病痊愈后。主要是由于患者食欲下降，进食不足，全身热量供应不足引起。此外，还与以下因素有关：

①乙酰胆碱灭活减少，乙酰胆碱长时间作用于横纹肌，使胆碱酯酶活力下降；同时，由于胆汁排泄不畅，胆盐亦可抑制胆碱酯酶，致胆碱酯酶活力下降，乙酰胆碱的降解减少。

②肝细胞受损后，糖代谢紊乱，肝脏合成糖原减少，致乳酸在肌肉组织中堆积，出现肌肉酸痛及乏力。

③肝脏炎症时，肠内脂肪消化与吸收障碍，引起脂溶性维生素E的吸收减少。维生素E可减少组织对氧的消耗，当维生素E缺乏时，肌肉需氧量增加，机体在通常情况下，不能满足肌肉对氧的需求，导致肌肉营养不良，出现乏力。

时常有低烧现象

体温在38℃以下，下午较上午低热明显，发热时，口、鼻、皮肤有灼热感，类似感冒，这是急性黄疸性肝炎的前期症状。如果还发现皮下出血或没有明确原因的皮疹，则更要马上去医院进一步检查治疗，一旦出现了除第一条外的任何其他症状，也需去查肝功能。

头晕、失眠与视力下降

一些乙型肝炎患者经常出现头晕、失眠、早醒、多梦、心悸、健忘等精神症状，这与肝脏疾病缠绵不断，长期下去导致肝肾匮乏、气血两虚有关。气血亏虚，使心神失养，髓海失充，必然会出现头晕、失眠的现象。而许多患者的情绪缺少乐观，长期抑郁，也是导致头晕、失眠的原因之一。由于慢性乙型肝炎病程长，久治不愈，患者思想顾虑多，怕病情恶化，转为肝硬化；怕肝功能波动，失去劳动力，传染等。因种种心理压力过重而导致患者失眠，从而诱发神经衰弱症状，肝功能也随之波动，形成恶性循环。所以说，情绪不稳、忧思、愤怒对肝病的治疗都是极为不利的。

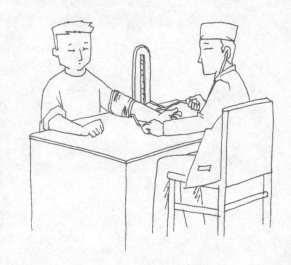

中医学认为：肝开窍于目。在重型肝炎和肝硬化晚期，患者可出现视物模糊、下降，甚至失明，又称肝脑眼综合征或肝皮质盲。这往往是肝性脑病的前兆，但随肝性脑病的好转，视力亦可恢复。

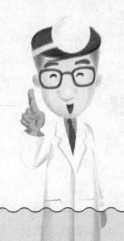

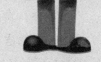

第五章
Chapter 5

乙肝疾病的医疗诊断

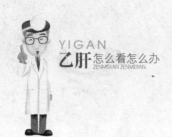

乙肝病毒抗原阳性

乙肝病毒无处不在，因此，我们不仅要有医学意识去判断感染了乙肝有什么表现，而且一旦感染或发病要接受正规的医疗诊断。当乙肝病毒抗原呈现阳性时，表明乙肝病毒已经潜入你的体内。

乙肝病毒的外壳部分含有表面抗原（即HBsAg，简称"澳抗"），在它的核心部分含有核心抗原（即HBcAg）、乙肝病毒的脱氧核糖核酸（即HBV-DNA）、e抗原（HBeAg）、脱氧核糖核酸多聚酶（即DNA-P）。一旦人体感染上乙肝病毒，血液内会存在大量的表面抗原。表面抗原其实并不是实际意义上完整的乙肝病毒，而只是乙肝病毒的外壳，它并没有传染性，只是带有抗原性，它也只是乙肝病毒感染的主要标志之一。它能够表示过去感染过乙肝病毒，或者现在正在受到乙肝病毒的感染。另外用基因工程纯化的HBsAg，经发酵后还可制作成预防乙肝病毒大肆传播的基因疫苗。

乙肝脱氧核糖核酸呈现阳性

乙肝医疗诊断不仅表现为乙肝抗原呈现阳性，还表现为乙肝脱氧核糖核酸呈现阳性。

乙肝病毒脱氧核糖核酸（HBV-DNA）作为乙肝病毒的核心成分，是病毒的重要遗传物质，它的检出可认为有乙肝感染，病毒在复制，有传染性。

该项检测经常用的检查方法有斑点法、吸印法，或在肝外组织进行原位杂交，可检出血清、细胞及组织内有无乙肝病毒脱氧核糖核酸，属于直接定性，也可粗略定量。专科医院的检查多采用PCR法，很少出现假阳性。

应用聚合酶链反应技术或斑点杂交技术检测乙肝病毒脱氧核糖核酸，是近10年来在临床上逐渐推广使用的乙肝病毒检测指标，临床意义非常重要。它和乙肝病毒三系统（俗称"两对半"）相互配合、相互弥补，成为检测乙肝病毒、诊断乙肝的"黄金搭档"。

检测乙肝病毒脱氧核糖核酸的临床意义如下：

1. 发现和鉴定非典型的乙型肝炎病例

以往诊断乙型肝炎主要靠测定乙肝病毒表面抗原（俗称澳抗）或"两对半"，如果乙肝病毒表面抗原为阳性，才可确诊，现在看来这种确诊方法有一定缺陷，它可能使多种非典型的乙型肝炎漏诊。而乙肝病毒脱氧核糖核酸检测犹如一把"魔镜"，可以识别出这些非典型的乙型肝炎。

2. 准确判断乙肝病毒阴转的结果

以往认为乙型肝炎"大三阳"转为"小三阳"是病情好转、传染性降低的标志，现在发现并非完全如此，转阴可能是病情好转的标志，也可能预示着病情恶化的开始。好转者一般检查乙肝病毒脱氧核糖核酸为阴性，肝功能完全正常；恶化者检查乙肝病毒脱氧核糖核酸始终为阳性，肝功能反复异常。因此，乙肝病毒脱氧核糖核酸检测的结果可以判别"小三阳"的患者是好是坏，是稳定还是存在潜在恶化的可能。

3. 保证血源的安全性

现在献血者排除乙型肝炎的检测方法是乙肝病毒表面抗原阴性、肝功能正常。这显然不够，这样做，可能会使一部分乙肝病毒表面抗原阴性的乙型肝炎患者成为献血者，所以，只有乙肝病毒表面抗原和乙肝病毒脱氧核糖核酸同为阴性者，方能排除乙型肝炎。

4. 判断乙型肝炎患者传染性的大小

不管乙肝病毒"两对半"检查结果如何，不管HBeAg是否阳性或阴性，只要乙肝病毒脱氧核糖核酸检测为阳性，就可说明此时乙型肝炎的传染性强。

5. 评价治疗乙型肝炎药物的疗效

考察某种药物治疗乙型肝炎是否有效，首先要观察该药对乙肝病毒复制的抑制作用如何。直接反映这一结果的指标就是乙肝病毒脱氧核糖核酸，其属性和数值的变化直接反映了疗效的好坏。

6. 调查对乙型肝炎疫苗无反应的原因

有一部分"正常人"反复注射乙型肝炎疫苗，表面抗体始终不见产生，此时检查乙肝病毒脱氧核糖核酸，很可能发现其结果为阳性或弱阳性，提示这些"正常人"很有可能早已是"隐性感染者"了，此时打疫苗，已经起不到任何

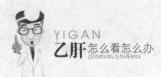

预防作用。

乙肝脱氧核糖核酸的检查有至关重要的作用，它是检验乙肝病毒的重要手段。

血清HBV-DNA定量

随着乙肝对人类的危害日渐严重，人们也是想尽办法来测定乙肝病毒隐匿何处。

20世纪80年代主要利用HBeAg存在（HBeAg阳性）同时抗HBc IgM（＋）作为乙肝病毒复制的客观指标。

然而，自从20世纪90年代以来，除沿用"两对半"中"大三阳"、HBeAg转阴或抗HBe转阳外，更重视查HBV-DNA定量。

因为HBV-DNA是乙肝病毒复制活动最直接、可靠的指标。一般$<1 \times 10^3$拷贝/ml为阴性结果，方法和试剂不一样，检测的灵敏度不一样。

HBV-DNA阳性和载量多少也是判别乙肝患者或携带者传染性强弱的指标。

HBV-DNA定量的定期检测，可判定HBV感染量的消长、临床病情是否稳定和好坏，还可直接评价监测抗病毒药的疗效，还能提示慢性乙肝可能向肝硬化、肝癌或趋向恶化的预测指标。

医生诊断乙肝的常用方法

诊断乙肝病毒不仅可以依靠仪器，长年和乙肝打交道的医生也有他们各自独特的诊断手法。

如果发现HBsAg阳性半年以上、肝功能始终正常的人，可诊断为是慢性HBsAg携带者，如肯定有乙肝病毒存在，也可称为慢性乙肝病毒携带者。"无症状乙肝病毒携带者"的名称不妥，因为"症状不包括肝功能"，"无症状"不等于"肝功能正常"。"健康乙肝病毒携带者"的名称也不妥，因为大多数的慢性HBsAg携带者并不健康，有的材料认为，仅10%左右光镜下肝组织正常，其余肝组织均有不同程度的病变，其中少数已有肝硬化。HBsAg阳性的时间一定要超过半年也很重要，因为众所周知，成人如果初次感染乙肝病毒，其HBsAg阳性很可能是一次性的，不经治疗也可很快阴转，故不能称为"慢性"携带者。用这种病人来评价药物疗效，必然要得出错误的结论。对于病程中偶尔出现1～2次转氨酶轻度升高而最近半年内肝功能始终正常者，一般不诊断为慢性乙肝病毒携带者而诊断为轻型慢性乙型肝炎，但其处理原则基本与慢性乙肝病毒携带者一样。

所以说诊断乙肝的发展也是根据具体情况而定的，医生们已经形成了一种诊断模式。

带你认识肝功能检测项目

肝功能检查可以估计肝脏受损的程度、评价疗效及判断预后。但肝脏生理功能十分复杂，目前所用的肝功能检查，只能反映肝脏的某一部分的功能，有它的局限性，因此，临床应用时，要做反映不同肝功能的检查。同时，由于肝脏的再生和代偿功能很强，在肝脏发生病变后，常常不出现肝功能异常，或只出现某一种肝功能异常，因此肝病病人不一定表现肝功能异常，或全部肝功能异常。由于引起肝脏损伤的病因较多，而不同的肝脏疾病可以引起相同的肝功能异常，因此肝功能检测不能反映肝病的病因。为此，检测肝功能的结果，必须结合病史、临床症状及体征，以及其他检查，进行全面综合分析及鉴别才能作出正确诊断。临床常用的肝功能检查有以下几种：

1. 肝细胞完整性破坏的检测

肝细胞受损，其结构完整性受到破坏及功能紊乱，使细胞内酶外溢而致血清中含量升高。但酶的活性、含量的高低与肝脏病理改变并不一致，有时肝细胞虽已大片坏死，但血清酶含量却很低，如重症肝炎。

（1）血清氨基转移酶测定。血清中约有20多种氨基转移酶，临床常用作测定肝功能的氨基转移酶有血清丙氨酸氨基转移酶（ALT），亦称谷丙转氨酶（GPT）和天冬氨酸氨基转移酶（AST），亦称谷草转氨酶（GOT）两种。

ALT和AST存在于各种细胞内，其中ALT在肝细胞内含量最丰富；AST亦富

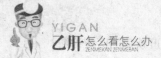

含于肝细胞、心肌细胞、骨骼细胞内。ALT和AST主要存在于细胞浆中，AST亦存在于线粒体内。当这些细胞受到损伤，细胞膜的通透性增加、线粒体损伤和细胞发生坏死时，ALT和AST从细胞内释出，可以出现血清中ALT和AST活性升高。ALT和AST活性升高，最常见于各种病因引起的肝炎，尤其是急性肝炎时增高更为明显，如病毒性肝炎、药物性肝炎、酒精性肝炎、感染中毒性肝炎、肝硬化和肝癌等。其他如胆道炎症、脂肪肝、钩端螺旋体病、血吸虫病、肝吸虫病、疟疾等。AST明显升高也见于心肌梗死急性期、心肌炎、各种肌炎、进行性肌营养不良、急性胰腺炎等。因此，血清转氨酶活性升高，不一定是病毒性肝炎，必须结合流行病学资料、症状及体征和肝炎病毒标记物检测综合判断，并在排除其他疾病的情况下，才能做出正确诊断。

（2）γ-谷氨酰转肽酶（γ-GT）。含量以肾脏最高，但血清中主要来自肝脏，反映肝细胞、毛细胆管的排泄功能。

正常值：<40U，中度增高≥80U，重度增高≥400U（Ortowski法）。

在各型肝炎的急性期和活动期均可升高，但不如ALT敏感。对胆汁淤积性肝炎、慢性活动性肝炎、进行性肝硬化和原发性肝癌则是一项较灵敏的指标。肝癌、胆汁淤积性肝炎高度增高，慢性活动性肝炎进行性肝硬化中度增高，普通型肝炎、脂肪肝轻度增高。

（3）血清乳酸脱氢酶（LDH）。分布于体内各脏器中，但LDH同工酶LDH5主要存在于肝细胞中，有较大的特异性。

正常值：45～90U／L，LDH5占0～0.02（0～2%）。

观察LDH总活力及LDH5所占比例的升降可反映肝损害的程度和恢复情况。

（4）血清精氨琥珀酸裂解酶（ASAL）。各脏器以肝脏含量最高，肝损害时其灵敏性和特异性均很高，能正确反映肝脏损害的程度，活力的升降与肝活检的病理变化相一致。

正常值：0～4U。

（5）血清铁。肝脏是铁含量较高的脏器，肝细胞破坏则铁释入血清。肝炎活动期时，铁含量升高，病情好转后则恢复正常，是反映肝细胞坏死程度的一种指标。以重症肝炎血清铁含量增多最大，并与胆红素升高一致，而在阻塞性黄疸时几乎不增高。

正常值：8.95～28.64μmol／L（50～160μg／100ml）。

2. 肝脏排泌功能检测

（1）血清胆红素测定。血清胆红素的检测是一项综合性的肝功能试验，它与红细胞破坏的程度，肝细胞对胆色素的运输、摄取、结合、排泌以及胆道的通畅等因素有关。通过胆红素的检测可了解肝细胞的排泌功能与肝内胆管（毛细胆管）的通畅情况。

①血清黄疸指数正常值为0～4U，隐性黄疸7～15U，显性黄疸>15U。10U黄疸指数相当于血清总胆红素1mg。

在黄疸性肝炎早期即可增加，随病情加重而增高，一般在20～100U内。

②胆红素定性试验（凡登白试验）正常为直接反应阴性，间接反应弱阳性。如直接反应阳性，间接反应阴性或弱阳性多为阻塞性黄疸；直接反应阴性，间接反应强阳性多见于溶血性黄疸；双向反应强阳性多见于肝细胞性黄疸。乙肝中除胆汁淤积性肝炎外均属于肝细胞性黄疸。

③血清胆红素测定正常为总胆红素1.7～17μmol／L（0.1～1.0mg／100ml），直接胆红素≤25%。肝炎时直接胆红素>4.3μmol／L（0.25mg／100ml）或总胆红素正常而直接胆红素的比例≥35%。

④尿胆素试验正常为尿胆红素阴性，尿胆原弱阳性。黄疸性肝炎时尿胆红素呈阳性，尿胆原先阳性，后随肝内的梗阻程度而波动。此项检查是判断有无早期黄疸的简便方法。

（2）血清碱性磷酸酶（AKP）。该酶主要通过肝胆管系统排泄，故是反映胆道梗阻的良好指标。

正常值：3～13金氏单位。

阻塞性黄疸酶值可高达30U以上，肝细胞性黄疸时为30U以下，肝细胞广泛坏死时AKP则下降，无黄疸慢性肝炎和肝硬化酶值正常。

（3）染料排泄功能试验。肝细胞具有清除体内代谢产物和外来物质的能力，当肝脏有实质性损害时，清除能力则下降。

①酚四溴酚酞磺酸钠试验（BSP）正常值：静注5mg／kg，30分钟后测定滞留量<50%，45分钟<10%，60分钟为0。

45分钟滞留量为10%～40%属轻度损害，50%～80%为中度损害，90%以上为重度损害。这是一项较敏感的试验，当肝功能其他值正常时，BSP就可出现阳性。其对诊断肝功能代偿的早期肝硬化时有较大的参考价值。

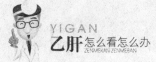

注意事项：腹水、肥胖者应纠正注射量；出现黄疸时不能使用。BSP可随年龄的增加，滞留量亦增加。心衰或休克、高热时不宜使用。此试验可引起严重的过敏反应，用药前要做皮肤试验。

②靛青绿试验（ICG）正常值：每千克体重静脉注射0.5mg，15分钟滞留量≤12.1%。

临床意义同BSP，但不良反应小。

3．肝脏代谢功能检测

人体大部分物质的合成、分解和转化代谢均是由肝脏完成的，因此，检测相关物质在血清中的浓度变化，可以间接了解肝细胞的功能有无异常。

（1）蛋白质代谢检验。由于肝脏具有强大的再生和代偿能力，故在急性肝炎时很少出现蛋白质代谢异常，只有当病情迁延不愈，肝功能失代偿或大片肝组织坏死，急性功能衰竭时，才表现病理性改变。

①血清总蛋白量和白／球蛋白之比正常值：总蛋白60～80g／L，白蛋白38～48g／L，球蛋白20～30g／L，白／球（A／G）比值为（1.5～2.5）∶1。

当总蛋白量为30g／L以下，或A／G之比缩小或倒置时，除去其他原因，多数属于肝功能失代偿。

②血清蛋白电泳正常值：白蛋白55%～65%，球蛋白35%～45%，其中α_1为2.4%～5%、α_2为6%～9%、β为9%～12%、γ为15%～23%。

这是反映慢性肝病肝功能情况的一项敏感试验，当肝脏尚未失代偿时，白、球蛋白含量及比值仍可正常。由于慢性肝病，肝网状内皮系统的增生，合成γ-球蛋白增多，常表现为单项γ-球蛋白比例增加（>23%）。当γ-球蛋白比例超过40%或血浆球蛋白超过40g／L时，常提示慢性活动性肝炎或早期肝硬化，长期不恢复则是肝炎预后不良的表现。

③血浆氨基酸和血氨的测定：肝脏是芳香族氨基酸和血氨分解代谢的主要场所，当肝脏受损时，测定两者的浓度将有助于了解肝功能的变化，特别是有助于肝性脑病的诊断。重症肝炎时，支链／芳香（BCAA／AAA）氨基酸比值下降（1.0或以下），血氨、血氨酸值上升，并在肝性脑病症状出现前就可异常。

（2）凝血功能测定。机体凝血功能的异常与多种因素有关，当排除其他因素后则是反映肝功能受到严重损害的一项较敏感指标。临床价值较大且较常用的是凝血酶原时间（PT）测定。

正常值：11～14s，与正常对照延长≤3s以上或<75％或>3∶1并不被维生素K纠正时，多提示肝功能严重异常，如急性肝炎时，PT<40％，是提示重症肝炎的先兆，慢性肝炎PT<50％提示远期预后差。

（3）半乳糖耐量试验。只有肝细胞具有将半乳糖转化为糖原的能力，故特异性较强。当肝脏实质受损时，半乳糖耐量试验可出现异常，对肝硬化的诊断最有价值。

正常值：口服40g半乳糖5小时内，尿中排出的半乳糖应少于3g，>3.5g提示肝脏有损害，超过6g表示肝脏严重损害。

4. 肝间质状况的检测

血清单氨氧化酶（MAO）是反映肝纤维化的一种酶类检查，血清中的MAO主要来自肝脏和结缔组织，其活性高低与肝脏纤维化的程度基本平行，如测定其同工酶则更有特异性。

正常值：12～40U。同工酶电泳，向阴极移动的两组来自结缔组织，表示肝纤维化（肝硬化）；向阳极移动的两组来自肝细胞线粒体，表示肝细胞被破坏。

5. 其他有关的检测项目

①胆碱酯酶同工酶正常人分11个区带，肝脏有疾病时1带增加，2～5带减少或消失，重症肝炎时同工酶活性显著降低。

②碱性谷胱甘肽S转移酶急慢性肝炎时均增高，在诊断慢性或轻度肝实质损害时，敏感性较ALT为高。小儿重症肝炎时该酶升高更明显。

③腺苷脱氨酶肝病时升高，慢性活动性肝炎、肝硬化升高更明显。

④过氧化脂质（LPO）肝炎时升高，重症肝炎>急性肝炎>慢性活动性肝炎>慢性迁延性肝炎>正常人。

不可或缺的肝功能检查

肝功能检查是通过各种生化试验的方法检测与肝功能代谢有关的各项指标，以反映肝脏功能的基本状况。

肝脏具有肝动脉和门静脉双重血液供应和肝静脉及胆道两条输出通道。

肝细胞内含有线粒体、粗面及滑面内质网，含酶种类多，而且肝细胞膜通透性大。上述特点使肝脏具有多种代谢功能，被喻为人体内的"中心实验室"，其中某些特殊代谢为肝脏所特有。由于肝脏功能多样，所以肝功能检查方法亦很多。例如，有关蛋白质肝功能检查有血清总蛋白、白蛋白与球蛋白之比、血清浊度和絮状试验及甲胎蛋白检查等；与肝病有关的血清酶类检查有丙氨酸氨基转移酶、天冬氨酸氨基转移酶、碱性磷酸酶及乳酸脱氢酶等；与生物转化及排泄有关的试验有磺溴酞钠滞留试验等；与胆色素代谢有关的试验有胆红素定量

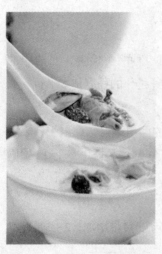

及尿三胆试验等。结合病史和症状选择一组或其中几项进行检查，有助于肝功能的诊断及评价。

肝功能的试验方法虽多，但某些试验方法的特异性并不强。临床上分析肝功能检查结果时，要评价肝功能是否正常，需要同时考虑以下几个问题：

①肝脏储备能力很大，具有很强的再生和代偿能力，因此肝功能检查正常，不等于细胞没有受损。换句话说，当肝功能检查为异常时，则说明肝脏有广泛的病变。

②目前还没有一种试验能反映肝功能的全貌，因此在某些肝功能受损害时，对其敏感的某个肝功能检查首先表现出异常，而其他肝功能试验可能正常，所以临床上常同时做几项肝功能检查。

③某些肝功能试验并非肝脏所特有，如转氨酶、乳酸脱氢酶在心脏和骨骼肌病变时，亦可以发生变化。所以在判定肝功能试验结果时，要注意排除肝外疾病或其他因素。

提到肝功能，人们马上就会想到氨基转移酶，甚至有人认为检查氨基转移酶就是检查肝功能，其实肝功能检查的种类很多。反映肝功能的试验已达700余种，而且新的试验还在不断地发展和建立，概括起来肝功能检查主要包括以下四大类：

①反映肝细胞损伤的试验。包括血清酶类及血清铁等，以血清酶检测较常用，如丙氨酸氨基转移酶（ALT）、天冬氨酸氨基转移酶（AST）、碱性磷酸酶（ALP）、γ-谷氨酰转肽酶（γ-GT）等。临床表明，各种酶试验中以丙

氨酸氨基转移酶、天冬氨酸氨基转移酶能较敏感地提示肝细胞损伤及其损伤程度，反映急性肝细胞损伤以丙氨酸氨基转移酶最敏感，反映其损伤程度则以天冬氨酸氨基转移酶较敏感。在急性肝炎恢复期，虽然丙氨酸氨基转移酶正常而 γ-谷氨酰转肽酶持续升高，提示肝炎慢性化。慢性肝炎 γ-谷氨酰转肽酶持续不降常提示有病变活动。

②反映肝脏排泄功能的试验。检测肝脏对某些内源性（胆红素、胆汁酸等）或外源性（染料、药物等）高摄取物排泄清除能力，临床常进行胆红素定量测定。总胆红素大于17.1μmol／L升为黄疸病例，如果胆红素进行性上升并伴丙氨酸氨基转移酶下降，叫做酶胆分离，提示患者病情加重，有转为重型肝炎的可能。

③反映肝脏贮备功能的试验。血浆蛋白（Alb）和凝血酶原时间（PT）是通过检测肝脏合成功能以反映其贮备能力的常规试验。血浆蛋白下降提示蛋白合成能力减弱，凝血酶原时间延长提示各种凝血因子的合成能力降低。

④反映肝脏间质变化的试验。血清蛋白电泳已基本取代了絮浊反应，γ-球蛋白增高的程度可评价慢性肝病的演变和预后，提示肝细胞功能减退，不能清除血液循环中内源性或肠源性抗原物质。此外，透明质酸、板层素、Ⅲ型前胶原肽和Ⅳ型胶原血清含量，可反映肝脏内皮细胞、贮脂细胞和成纤维细胞的变化，与肝纤维化和肝硬化密切相关。

什么叫病毒学检查

病毒学检查是最基本的医疗检查，首先要抽血检查基础肝功能，至少包含胆红素代谢的总胆红素（TBIL）、直接胆红素（DBIL），球蛋白（GLO）、蛋白代谢功能的白蛋白（ALO）、白／球蛋白比例（A／G），肝脏酶学（丙氨酸氨基转移酶（ALT）、天冬氨酸氨基转移酶（AST），胆道酶如碱性磷酸酶（AKP）、谷氨酰转肽酶（GGT）等。检查的目的是为了了解肝脏是否存在炎症或损伤。此外，还包括肝脏贮备功能检查，如凝血酶原活动度（PTA）、胆碱酯酶（CHE）、前白蛋白等的检查，检查的目的是了解肝脏的合成和贮备功能。

病毒性肝炎在我国最为常见，因此抽血时要查病毒学相关指标，如甲、

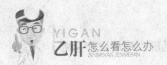
乙、丙、丁、戊型肝炎的病原学指标HAV IgM、HBV-DNA（乙肝病毒复制指标）、乙肝五项（HBsAg、抗HBs、HBeAg、抗HBe、抗HBc），抗HCV、HCV-RNA（丙肝病毒核糖核酸），必要时要查乙肝、丙肝病毒分型，抗HDV、抗HEV IgM和抗HEV IgG等。具体了解是否发生了某种病毒引发的肝炎。必要时还得除外庚型（HGV）肝炎、TTV、CMV、EBV等。

先进的影像学检查

影像学检查主要是指：A型超声波检查、B型超声波检查和CT检查。这些都是检测乙肝病毒的有效手段。

超声波检查具无创伤性，操作方便，可反复多次检查，并可诊断多种内脏及软组织疾病，已广泛应用于临床。运用超声波对肝胆疾病进行诊断，应用更为普遍。

超声波是超过人耳听阈高值（20 000Hz）的脉冲式声波。超声波有良好的方向性。超声波在不同的介质中传播时，如介质是同质均匀的，则声阻相同，不产生界面，不引起声波的反射；如介质不同，则声阻不同，就可产生不同的界面，引起声波的反射。人体组织器官，是一个复杂的超声传播介质，不同组织和器官声阻不同，对超声波吸收衰减和组织反射界面不同，可以有不同的反射波型及回声图像，但有一定的规律，构成正常的波型和图像。一旦发生病变，如肿瘤、炎症、坏死液化、结石钙化等，由于出现异常的组织界面，可出现异常的反射波型及回声图像。根据这些变化可以诊断不同的疾病。这就是超声波检查及诊断疾病的原理和基础。

用于肝胆系统的超声诊断法，主要有超声示波法（A型超声诊断法）和超声显像法（B型超声诊断法）。偶用多普勒超声诊断法（D型超声诊断法）。A型超声诊断是根据回声波型的形态、振幅的高低、分布及其变化规律来诊断疾病。目前主要用于测量脏器大小、检测液性病变（如脓肿、胸水和腹水）等的诊断。B型超声诊断是将人体组织器官界面的反射回声，显示强弱不同的光点，根据超声探头不断地移动扫查，反射光点可连续出现在示波屏上，显示出组织脏器及其病变的切面图像，称为声像图。检查肝胆系统的血管病变、血流方向及速度时，可用多普勒超声诊断法。

超声波检查在肝脏疾病的诊断上可用于：

①测量肝的位置、大小、形态以及观察门静脉、肝静脉的变化。

②确定肝脏疾病的性质、部位和范围。

③可作为有无肝脏疾病的健康筛查。

④可在超声检查的引导下，做肝脏脓肿抽脓、肝穿刺活体组织检查等。但超声波检查不是特异性诊断方法，受被查者的身体条件、仪器性能及检查者的技术条件等因素的影响，因此必须结合病史、临床表现和实验室检查结果，全面综合分析，才能得出正确的结论。

常见肝脏疾病的B型超声图像：

①病毒性肝炎。急性期：肝内呈弥漫不均的密集强回声光点；慢性期：除弥漫不均的点状回声外，肝被膜增厚，回波增强，血管走行不清，尤以肝内小血管变细，分布减少。病毒性肝炎超声图像呈弥漫性病变。

②脂肪肝。肝呈弥漫性增大；肝实质内呈细点状中等强回声；后方及深部组织回声衰减；肝内血管走向紊乱，小血管分布减少。

③肝硬化。肝早期增大，晚期则缩小；外形不规则，表面凹凸不平，轮廓不整齐；肝被膜增厚；肝实质回声不均，有粗糙点、斑、团块样回声并呈不同程度的衰减；肝内血管走行紊乱不清，血管分布减少，肝静脉变细；脾脏不同程度增大；门静脉及脾静脉扩张；脐静脉开放；可出现不同程度的腹水。

④原发性肝癌肝脏肿大。有大小不等的强回声光团或回声减低的团块，边缘不规则，回声粗糙不均，结构紊乱，血管走行不清。

⑤肝囊肿数目、大小不等，可分布于左、右叶不定，壁薄、边界清晰、光滑，可见单个或多个液性暗区，囊壁回声增强。

⑥肝脏血管瘤肝区出现反射增强的光点或光条，边缘清楚，并有点状和条状低回声区或呈蜂窝状回声区。

CT检查是把电子计算机技术用于X线检查。CT扫描可以每隔一定距离获得一系列横断面图像，由X线检查的平面图像而变为CT检查的立体图像，更容易检查出病变及确定病变的性质。

CT扫描检查应用于肝胆系统疾病，主要用于检查肝脏的占位性病变，如肝癌、肝脓肿、肝囊肿、肝脏海绵状血管瘤等。一般表现为密度减低区，可以单

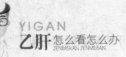

发也可多发。形状一般是圆形或卵圆形。在肝囊肿或肝海绵状血管瘤时，病变边缘一般清晰规则。而肝囊肿、脓肿或肝癌可以规则，也可以模糊及不规则。病变的密度，肝囊肿密度最低，和水相近。肝癌密度最高，但比肝实质低。如发生出血、坏死时，则病变部位密度不均匀。肝脓肿与肝囊肿的密度接近，病变部位可见有气体或液体。肝海绵状血管瘤密度接近肝癌，如用造影剂增强有助于发现及鉴别上述病变，注射造影剂后，正常肝组织密度明显增加，而肝囊肿及肝脓肿因病变部位没有血管，局部无造影剂故密度不增加。肝癌密度增强比肝囊肿大，但比正常肝组织小。由于注射造影剂后，使原来不能显示或可疑的病变因对比度增大可以有明显的显示，而有助于诊断。肝海绵状血管瘤在注射造影剂后立即扫描，可见到边缘有环状增强，10～20s后，自边缘向内出现块状增强区，密度可高于正常肝组织，至5分钟后，整个病变部位普遍增强，呈等密度，中间可有不规则的低密度区，以后随着时间延长，造影剂流失，病变部位密度逐渐减低至原来水平。此种动态变化，对诊断肝血管瘤帮助很大。CT检查肝脏占位性病变，病变范围应大于1cm以上才能检出。

弥漫性肝细胞病变如病毒性肝炎、肝硬化、脂肪肝等，并无特征性变化。

CT检查和B超一样，为无痛、无创伤性的检查，且检查病变的灵敏度高于B超。但检查价格昂贵，须严格掌握CT检查的适应证，不能滥用。

肝穿刺活检，直达病原看病症

肝穿刺活检近年来已经越来越受欢迎，由于肝穿刺方法的不断改进，普遍应用Menghini1秒肝穿刺法，操作简便安全，成功率高，对人体无害。肝穿刺活体组织检查已被广泛用做肝病重要的诊断方法，很多临床诊断困难的肝脏疾病，如各型病毒性肝炎（尤其是慢性迁延性肝炎和慢性活动性肝炎的鉴别）、肝癌（包括原发性肝癌和肝脏转移癌）、肝结核、酒精性肝炎、肝肉芽肿、血吸虫病、脂肪肝、原发性胆汁性肝硬化及各种代谢性肝病（肝豆状核变性、血色病、肝糖原累积病、肝脏淀粉样变性等）。并且应用免疫荧光法、免疫组化法和原位杂交法检查肝活检组织中病毒性肝炎的标志物，可以作为各型病毒性肝炎的病原学诊断。

同时，可以作为肝病治疗后疗效考核的指标，根据治疗前后肝活体组织病理的变化判定疗效。目前，在慢性病毒性肝炎及重型肝炎的疗效考核上，应用较广。

肝活检还可作为肝病的病情和预后判断的可靠指标，例如，重型肝炎病人用肝活检观察病变的性质，如以肝细胞水肿为主，则病情较轻，预后较好，病死率较低；如以肝细胞坏死为主，且活的肝细胞残存率较低，则病情严重，预后较差，病死率高。肝活检还被用做病毒性肝炎发病机制的研究等。

但肝活检亦有它的缺点和不足，因肝穿刺取材量较少，取材部位的病变不一定能代表整个肝脏病变等因素，肝活检诊断肝病有它的局限性，因此，必须结合病史、临床表现和实验室检查进行全面综合性分析和判断，才能得出正确的诊断。

肝穿刺活检对有出血倾向，如出、凝血时间延长，凝血酶原活动度降低，血小板减少等；明显梗阻性黄疸，肝内、外胆管扩张者；肝脏瘀血；肝内及肝脏周围有化脓性感染；肝包虫病；肝脏血管瘤；肝囊肿及病人不能合作等，均不宜应用。

其他相关检查

乙肝病毒抗原结构较复杂，其遗传信息分别贮存在HBV-DNA的4个基因组上，即S（S基因区和前S1、S2区）、前C/C、P和X区。根据生物学中心法则S区编码产生外（包）膜蛋白HBsAg、PreS1、PneS2和多聚人血清白蛋白受体（PHSAR）。前C区编码产生HBeAg，C区编码HBcAg，P区编码DNAP，X区编码产生具有反式激活功能的蛋白HBxAg。这些病毒抗原刺激机体可产生相应的抗HBs（也写成HBsAb）、抗HBe（HBeAb）、抗HBc（HBcAb），以及Dane（丹氏）颗粒刺激产生Dane颗粒抗体。

1. HBsAg

1963年由Blumberg发现，HBsAg大量存在于肝细胞浆、血液中，少量存在于人体各种排泄物和分泌物中，绝大多数呈游离状态，即小球形颗粒和管形颗粒，仅小部分组成Dane颗粒，并可单独存在于血液中。HBsAg是乙肝病毒的外

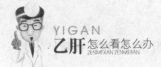
壳，本身不具有传染性。但它的出现往往有完整的Dane颗粒的存在，所以，临床上常把HBsAg阳性作为HBV的感染指标之一。

HBsAg是人体感染HBV后首先出现的一项血清标志物，由于其含量远远多于Dane颗粒，故是一项最敏感的临床检测指标。在潜伏期末，即急性乙肝发病前2~3周，或血清丙氨酸氨基转移酶（ALT）升高前10~60天，在感染者的血清中即可出现，发病时或者ALT升高后的短期内可达高峰，而后随临床症状好转或ALT下降而下降，随后消失。5%~10%的病例HBsAg消失较早，当出现症状时血清中已不能检出HBsAg，而造成漏诊。约80%的病例属自限性感染，在临床症状出现后1~2周或者ALT达高峰后1~12周内消失。如发病后3个月不消失则容易转变为HBV慢性携带者（90%的病例在临床发病后4~5个月内消失）。如临床症状已消失而HBsAg持续阳性6个月以上仍不转阴，则可称为慢性携带者（如伴有ALT增高则可称慢性迁延性肝炎或慢性活动性肝炎），这样的病例占5%~10%。一般认为慢性携带者HBsAg自然转阴较困难（每年仅1%~2%能自然转阴），婴幼儿期感染的更易成为终生携带者。

如果在"两对半"的检查中，长期的只是单项的HBsAg阳性，而不出现（或很少）其他四项指标的阳性，特别是由于病期已久，HBV-DNA的部分或全部整合到肝细胞DNA中去，变成了肝细胞DNA的一部分。在这种情况下，只要肝细胞繁殖，整合的HBV-DNA也复制，也可产生病毒抗原。但一般只产生HBsAg，而不产生HBcAg，其原因，可能是肝细胞只整合了能产生HBsAg的那部分基因组。整合后的HBsAg可能永久性存在，但绝无传染性。

还有一种极少见的乙肝病毒Ⅱ型（HBV2）感染，即始终没有HBeAg及抗HBc出现，在HBsAg转阴后也没有抗HBs出现。既往感染过HBV的患者可以再感染HBV2，此时产生的抗HBc是前者病毒所产生。正常人注射乙肝疫苗后虽可产生抗HBs，但仍可能感染HBV2，说明两者之间无交叉免疫力。HBV2也有慢性HBsAg携带者。

一般认为e抗原（HBeAg）阳性者多无整合；e抗体（抗HBe）长期阳性者，可能有整合。有人认为整合与肝癌有一定的关系，但另有学者发现，我国人的HBV-DNA大多为游离型，整合型的少，这为乙肝的治疗提出了广阔的前景。

HBsAg的临床意义：

①协助乙肝的早期诊断（首次阳性并伴有ALT增高意义较大）。

②有助于估计乙肝的预后。

③可作为筛选献血员和各种血制品的指标。

④有利于乙肝相关疾病的诊断，如肝硬化、肝癌、自身免疫性疾病。

⑤有助于流行病学调查和研究。

⑥高滴度HBsAg阳性者的血清可用来制备血源性乙肝疫苗。

2. 抗HBs

抗HBs是由表面抗原颗粒刺激机体而产生的相应抗体，早期为IgM，中、晚期以IgG为主，是特异性的保护性抗体，它的出现表示体内HBV被清除并能保护机体抵抗HBV的再次感染。一般在HBsAg转阴2周左右产生（也有人认为在2～3个月后产生）。临床上常将HBsAg转阴而抗HBs还未出现的时期称为"空窗"期，此期只有抗HBc阳性，其余血清指标均阴性。一般认为抗HBs出现的早晚、持续时间的长短、滴度的高低与HBV首次感染或再次（多次）感染相关。首次感染HBV者抗HBs出现晚，维持时间短，滴度低。一般情况下与HBsAg不同时存在，但在下列情况下可同时出现：不同抗原亚型的双重感染；慢性持续性感染（有抗原抗体复合物形成）；极少数的暴发型肝炎；HBV-DNA-S基因区的变异。总之，抗HBs是疾病恢复、预后良好的血清学标志，其临床意义有以下几点：

（1）估计预后。人感染HBV后抗HBs阳转表示HBV被消除，疾病进入恢复期。如长期不出现阳转，疾病则可能转为慢性。近来有人认为，对抗HBs阳性者必须检测HBV其他的血清学标志。如抗HBc高滴度或HBV-DNA等阳性则表示HBV仍持续感染。

（2）协助诊断（双份血清滴度4倍以上升高）。

（3）判断有无传染性。一般情况下，抗HBs阳性血清无传染性。

（4）用于流行病学调查。

（5）通过对乙肝疫苗接种对象的筛选和免疫效果的观察，阳性者接种疫苗后血清中可出现抗HBs，如有其他项HBV血清指标阳性则说明：乙肝疫苗不纯；接种后疫苗未产生足够保护性抗体前就已感染乙肝病毒；乙肝疫苗接种失败；乙肝疫苗原发性免疫失败。

（6）制造乙肝高效价免疫球蛋白（HIBG），高滴度抗HBs阳性血清是制

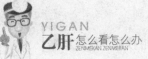
备HIBG的主要原料。

3. HBeAg

HBeAg在HBV的核心内，由于不能与核酸结合，而被分泌到肝细胞之外。在外周血液中，HBeAg以游离型和结合型（与球蛋白）混合存在。由于产生HBeAg的前体是来自HBV复制过程中的前基因RNA，故外周血液可溶性HBeAg是HBV复制过程中产生的副产物。

HBeAg在急性乙肝潜伏期的后期出现，略晚于HBsAg。HBsAg在血内的高峰期也是HBeAg的高峰期，进入恢复期，它随着HBsAg的消失而消失。若急性乙肝发病3～4个月后HBeAg转阴，表示预后良好；若持续阳性，则有乙肝慢性化的可能。

但有一部分慢性乙肝病人的HBeAg虽为阴性，但仍可在血液中检测到HBV颗粒，HBV-DNA仍可呈阳性，肝脏中仍有炎症反应的持续，且病情相当严重。经核苷酸序列分析证明，这些慢性乙肝患者HBeAg阴性是由于HBV的基因突变，即HBV基因的前C区核苷酸序列改变，阻止了HBeAg的形成。

HBeAg阳性，不但在血清中可能发现有完整的乙肝病毒（Dane颗粒），而且说明它们在体内的复制活跃，HBV-DNA含量增加，DNA-P活性升高，

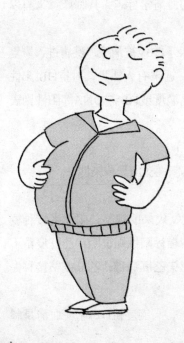

均可表现为强阳性，同时抗HBc IgM也可能阳性。说明HBeAg阳性是乙肝病毒的重要的传染性指标，它的出现，说明病人有很大的传染性。HBeAg滴度高，更提示HBV的活动性复制，传染性极大（80%～100%），若当接触者无意刺破皮肤后接触到这种病人的血液，则易患乙肝，但接触到HBeAg阴性的血液则不易患乙肝。HBsAg及HBeAg双阳性的血清稀释到1/4万时仍有传染性。

血中HBeAg持续阳性，说明HBV的复制也是持续性的，持续性的复制必然伴有肝细胞的破坏，破坏程度的大小可表现为慢性迁延性肝炎、慢性活动性肝炎及活动性肝硬化等的肝功能中转氨酶持续升高或反复升高，这

些患者往往伴有HBeAg阳性。

但有不少的慢性HBsAg携带者或慢性无症状乙肝的患者的肝功能一贯正常，而常常伴有HBeAg阳性。这是因为虽然有HBV复制，但肝细胞破坏轻微，何况人的肝细胞的再生能力和代偿能力很强，一部分肝细胞的再生足以代偿部分肝细胞的破坏，所以临床上既不表现为肝功能异常，也不出现临床症状。

4. 抗HBe

抗HBe是HBeAg刺激机体而产生的相应抗体，是继抗HBc后出现的第二个感染性抗体，无保护作用。由于抗HBe和HBeAg不会同时在血清中出现，故过去认为抗HBe阳性则表示体内无HBV存在，无传染性，是预后良好的标志。但近年来研究表明，部分患者抗HBe阳性时，其血清中HBeAg已作为病毒被整合于肝细胞，虽然传染性降低但并非绝对无传染性。从而认为抗HBe也是HBV复制的指标之一，但没有HBeAg阳性者活跃。抗HBe检出率以无症状的HBsAg携带者为最高，慢性迁延性肝炎次之，慢性活动性肝炎最低。有人通过对无症状HBsAg携带者的研究，认为其可分为两种类型：

①有病毒复制，HBV-DNA阳性，有传染性。

②无病毒复制，HBV-DNA阴性，无传染性。

另有人研究发现，抗HBe阳性、无症状HBsAg携带者中约1/3的血清中兼有HBeAg。多数抗HBe阳性、无症状HBsAg携带者的血清中测不到HBV-DNA等病毒复制指标，但可从肝细胞核中检出整合的HBV-DNA片断，并有慢性活动性肝炎的病理改变。还有人认为血清中HBeAg阳性，通常伴有HBV肝内复制整合，而抗HBe阳性者，肝内含有合成HBsAg的HBV-DNA整合的肝细胞，可能是发展为原发性肝癌的第一步。也有人报道抗HBe与AFP具有非常显著的相关性。

目前有人认为抗HBe阳性而HBeAg阴性，可能是HBV前C基因突变株感染引起，是慢性肝炎的特异性，易引起重症肝炎。

综上所述，抗HBe的意义较复杂，但一般认为有以下几点：

①抗HBe阳性表示传染性低，病毒复制弱。

②阴性表示病情稳定，预后较好，但少数情况例外。故凡抗HBe阳性者，对预后不能太乐观，需要密切随访，及时检测AFP，警惕原发性肝癌，特别是伴有肝硬化的患者。另一些抗HBe阳性慢性活动性肝炎者，可通过自身免疫产

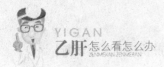

生严重的肝损害。

③估计预后，抗HBe阳转出现在HBeAg阴转后早期（2周以内），可能预示急性肝炎恢复顺利；如出现在晚期（HBeAg阴转后6周以上）或不出现抗HBe，则提示病程迁延，可能发展为慢性迁延性肝炎或慢性活动性肝炎。

5. HBcAg

1971年Meida发现，HBcAg为HBV的核心部分，其本质是DNA核蛋白体，主要存在于受感染的肝细胞核内，少量在胞浆中，血液中几乎无游离的HBcAg存在，这是由于机体免疫系统对HBcAg敏感，较早产生高效价的抗HBc，若有少量游离HBcAg存在，很易形成抗HBc和抗HBcAg复合物。另外，HBcAg从完整的HBV颗粒中脱出时，在体内易转化为HBeAg。目前临床上还不能用普通的检测方法从血清中检出（只有用特殊的方法去除HBV外壳后才能检出，由于其方法的特殊性，目前还不能广泛应用于临床）。有人认为HBcAg是人体免疫攻击的靶抗原，机体在清除HBcAg的同时，也损害了HBcAg存在的肝细胞。HBcAg是病毒复制的标志，它的存在表示有传染性，肝穿刺活检测到HBcAg常提示慢性化。

6. 抗HBc

抗HBc是人体内对HBcAg产生的抗体，但它不是中和抗体，不像抗HBs是保护性抗体。因为，抗HBc对再感染HBV不引起激发反应，它不像抗HBs那样具有保护机体免受HBV侵犯的作用，也不能导致感染恢复。

急性乙肝在刚出现临床症状前，抗HBc即可开始阳性，并随病情发展，滴度逐步上升。随着症状的消失，病情进入恢复期，滴度逐步下降，至6～12个月后逐渐减少或消失。在急性乙肝恢复期，HBsAg减少甚至消失，而抗HBs尚未出现前的这一段"窗期"，往往抗HBc是唯一能检出的特异性HBV指标。特别是因为抗HBc的检测比HBsAg更敏感，在一些HBsAg阴性的急性乙肝患者中，抗HBc阳性也是急性乙肝病原学诊断的一项依据。急性乙肝至恢复期，若抗HBc持续高滴度存在，说明HBcAg亦高滴度，即乙肝病毒有复制，也有传染性，并有发展为乙肝慢性化的可能，高滴度可持续3年甚至数十年。若低滴度（大于1∶100），只能说明过去有过HBV感染（"两对半"其他指标都阴性）。

抗HBc是针对HBcAg产生的抗体，抗HBc阳性，亦即说明不久前（或正在）有HBsAg的存在。HBcAg是乙肝病毒核心的主要成分，亦即说明有完整的

Dane颗粒存在。因此，抗HBc实际上是对完整的Dane颗粒繁殖的免疫反应。它的滴度的升高亦即Dane颗粒的升高（复制），因此，高滴度的抗HBc阳性，实际上也是乙肝病毒复制的一项指标。

和HBsAg一样，乙肝的各种类型都有HBsAg的阳性，乙肝的各种类型也都有抗HBc的阳性，只不过是抗HBc的滴度，在慢性HBsAg携带者应该最低，在慢性迁延性肝炎至慢性活动性肝炎应该逐步升高。

抗HBc与HBsAg同时存在，患者传染性的高低也同样要看这两项指标滴度的高低。只要其中有一项指标滴度高，其传染性即比单项的滴度高要强一些。若合并有HBeAg阳性时（俗称"大三阳"），即使抗HBc及HBsAg滴度都不高，传染性都明显增强。若抗HBc及HBsAg两项指标均滴度高，那么传染性就是极强的了。所以化验"两对半"时，抗HBc最好要做滴度检查。

如果血中仅抗HBc单独阳性，则表示：①若抗HBc滴度低（<1∶100），只能说明过去有过HBV感染而已。②急性乙肝恢复早期的"窗期"。③抗HBc被动转移：慢性HBsAg携带者母亲所生的婴儿可因母体抗体被动转移（抗HBc可通过胎盘）而呈现抗HBc单独阳性，此种母传抗HBc可持续1年以上。成人也可能由于抗体的被动转移而成为抗HBc单独阳性者。在美国，由于将对献血员进行常规筛查抗HBc作为非甲非乙型肝炎的一种替代试验，故由输血引起的抗体被动转移的情况不再发生。

抗HBc包括抗HBcIgM和抗HBcIgG，是HBcAg的总抗体。抗HBcIgM在急性乙肝刚出现明显临床症状和氨基转移酶开始升高时（或稍在这之前）可呈阳性，而且滴度高，它是感染HBV后最早出现的抗体，是急性（或近期）HBV感染的重要指标。几乎100％的急性乙肝都能检出高滴度的抗HBcIgM（极少见的先天性低丙种球蛋白血症与选择性IgM缺损者例外），随着病情的恢复而其滴度迅速下降，6～12个月后逐渐减少或消失，代之以抗HBcIgG。抗HBcIgG可持续多年不消退，是既往受过HBV感染的血清学指标。所以，当抗HBcIgM阳性，抗HBcIgG阴性时，提示为现症急性乙肝；单纯抗HBcIgG阳性，仅说明曾有过HBV感染；如两者均明显阳性说明是慢性感染的急性发作。当然，可结合肝活检来进一步诊断。

抗HBcIgM阳性，表示体内有病毒复制。从急性HBV感染向慢性HBsAg携带者发展的病例，抗HBcIgM滴度下降较慢，不少病例在数年后仍为阳性，但其滴

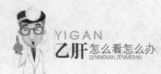
度偏低。两者持续阳性，有慢性化可能。

病变严重时抗HBcIgM滴度又可升高，如慢性活动性肝炎活动期。据统计：慢性活动性肝炎抗HBcIgM阳性率74.2%，慢性迁延性肝炎抗HBcIgM阳性率37%，急性或亚急性重型肝炎抗HBcIgM常呈高滴度阳性。

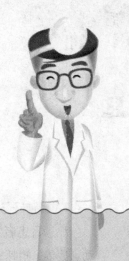

C
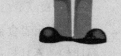
第六章
hapter 6

望闻问切看乙肝

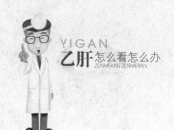
望　诊

1. 精神好与否

注意看患者的精神状况是否良好。如果原来一直很有精神，突然变得懒得动、疲倦、嗜睡，这就要引起注意。

2. 食欲是否良好

观察患者食欲是否正常。要和过去进行比较，看其最近吃饭香不香，饭量是否下降，尤其是对油腻的东西，如果一见到肉或闻到油腻气味就呕吐，那就应注意是否已患上肝炎。

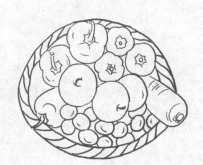

3. 面色是否红润

主要观察面部特别是巩膜和结膜是否发黄，继而是否有周身皮肤发黄。如见黄疸，应提高警惕。

4. 大小便是否规律

如果大便不成形或时而腹泻，颜色变浅，如白陶土状；或小便呈深黄色，外观如浓茶水一样。这些都是黄疸型肝炎的早期症状。

5. 上腹部是否疼痛

如果患者肝脏肿大，可出现右上腹有隐痛或连续性胀痛，尤其以夜间为甚。个别患者还可表现为脾肿大，并伴有脾区疼痛，常用手自觉不自觉地按摩上腹部。

6. 巩膜是否正常

巩膜发黄，是传染性肝炎的一种常见表现。祖国医学早在几千年前就有"肝开窍于目"的记载，认为肝脏与眼有着密切的联系。现代医学研究表明，各种各样的眼部表现都与肝脏疾病特别是病毒性肝炎相关。

7. 黄疸是否正常

眼睛的眼白部分（巩膜）呈现黄色，严重者皮肤亦可发黄，还可伴有瘙痒。此类症状特征多见于黄疸性肝炎和重型肝炎。

8. 是否出现皮下出血

黏膜或皮肤出现瘀点、瘀斑、血肿。有时可以发生鼻出血、齿龈出血。此种症状多见于重型肝炎或肝硬化晚期。

9. 腹壁静脉曲张程度如何

腹壁膨隆，腹壁皮肤紧张而发亮，可能出现了腹水，俗称"肝腹水"。肚脐周围静脉突起、曲张。此种症状主要见于肝硬化。

闻 诊

肝炎早期无特殊表现，如到后期可出现一种肝臭味，在重症肝炎身上可闻到一种特殊气味，呈鱼腥味而且带有芳香、甜味的臭气，这就是肝臭味，重症肝炎尤其是肝性脑病患者呼出的气体和排出的尿液均有这种气味。气味不浓时，要接近患者方能闻及气味；气味浓时，可及全室，提示病情严重，预后差。

问 诊

首先询问病人家族史，家中父母、姐妹、兄弟、配偶是否有乙肝，是否做过检查，本人工作情况，是否经常出差，是否注射过乙肝疫苗等。往往通过问诊能获取大量临床有价值的信息。

切 脉

切脉是中医诊断疾病的重要手段之一，乙肝早期无明显脉搏变化，如发现阳黄，脉象则出现弦数。如湿重于热，脉象则弦滑。如急黄，发病急骤，黄疸迅速加深，其色如金，高热烦渴，胁疼腹满，神昏等，脉弦滑数或细数；如属

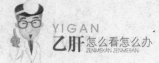

阴黄，面色晦暗如烟熏，纳少脘闷，神疲畏寒，口淡不渴等。则出现脉濡缓或沉迟。胁疼、肝气郁结，两胁胀疼，走窜不定，疼痛每因情绪变化而增减，胸闷气短，嗳气频作，苔薄而脉弦。肝胆湿热则出现脉弦滑数，肝阴不足则出现脉细弦而数。

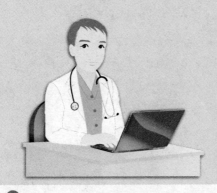

治疗篇

乙肝患者该怎么治

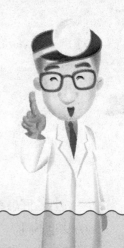

第七章
Chapter 7

西医治疗乙肝疾病

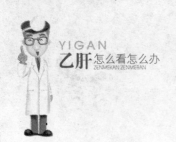
慢性乙肝患者的常用药

慢性乙肝患者如何用药是每个患者最关心的问题，在疾病的不同阶段用药的方法也不同。

乙肝病人因病毒侵犯人体，并在肝细胞内异常复制引起，门诊、病房医生首先要用抗病毒药。目前抗乙肝病毒药首推干扰素（IFN），干扰素是一种广谱抗病毒药，它不能直接杀伤抑制病毒，主要通过细胞表面受体作用使细胞产生抗病毒蛋白，从而抑制乙肝病毒的复制，同时起到免疫调节作用，增强抗病毒能力。当前国产的普通干扰素分为 α-2a、α-1b和α-2b，包括赛诺金、运德素、凯因益生、因特芬、安福隆、迪恩安等品种。长效干扰素的疗效优于普通干扰素，主要有派罗欣（聚乙二醇干扰素α-2a）和佩乐能（聚乙二醇干扰素α-2b），剂量根据患者体重和耐受情况而定，每周1次，皮下注射，疗程至少1年，如抗病毒和e抗原转化有效者疗程可相应延长。个别患者甚至用药2年或更长时间。

抗乙肝病毒的核苷类药物现有三类：

①L-核苷类，目前上市的有拉米夫定、替比夫定和恩曲他滨。

②开环磷酸核苷类似物，目前全球市场上主要是阿德福韦酯和替诺福韦酯片。

③脱氧鸟苷类似物，以恩替卡韦为代表，这些药物都已成为临床抗乙肝病毒的一线用药。

乙肝病毒寄生肝细胞后，是否发病常与人体免疫情况有关。因此为促进乙肝病毒抗原指标转阴，病人在抗病毒同时，常需要用免疫增强剂，如胸腺肽α1、胸腺五肽、粒细胞集落刺激因子、核糖核酸制剂、白介素-2、转移因子等，这些药物虽然可以在一定程度上调节人体免疫功能，但缺乏特效，对清除乙肝病毒方面的作用常因人而异且不宜长期使用。

治疗各种肝病都需要用保肝护肝降酶药，但一般只起辅助作用。降酶最多的制剂有五味子制剂、六味五灵片、双环醇片、甘草制剂、水飞蓟制剂等；

如甘利欣为18α–甘草酸二胺，美能为复方甘草酸苷，治疗中均可发挥抗炎、解毒保护膜结构、抗生物氧化等作用，其他常用药还有多烯磷脂酰胆碱（易善复）、思美泰、强力宁、凯西兰和各种中成药等。

治疗肝细胞性黄疸的退黄药，最常用的是熊去氧胆酸片，进口的如优思弗胶囊，主要干扰胆酸和鹅去氧胆酸在小肠被吸收，从而降低血液中的胆盐水平，有利胆退黄作用，在慢性乙肝、胆汁淤积性肝炎、肝硬化或原发性胆汁性肝硬化均可使用。近年还有牛黄熊去氧胆酸制剂，临床上还常用苯巴比妥治疗胆汁淤积性肝炎，还常用茵栀黄制剂、藏茵陈、思泰美等治疗肝性黄疸。

乙肝病毒因人而异，但一般的乙肝患者常用药就是上述几类。

慢性乙肝的最佳抗病毒治疗方案

慢性乙肝抗病毒治疗方案大致有以下几种：

对氨基转移酶（ALT）大于2倍正常值，或肝穿显示肝组织呈中度或重度炎症，以及HBV–DNA≥$1×10^5$拷贝／ml的患者，如兼有显性黄疸、ALT波动超过2次者，应立即进行治疗。治疗时首选拉米夫定、阿德福韦酯、替比夫定、恩替卡韦或替诺福韦。但在我们的实践经验中，只要经济条件允许，则优先考虑采用替诺福韦或恩替卡韦。理由是初选用这两种药物者即使持续单用药5年以上的患者，发生耐药的比例少，病毒抑制率高；持续治疗3年以上的慢性乙肝"大三阳"患者，HBeAg血清学转换率可达46%左右。抗HBe出现后继续用药1年后再停药的慢性乙肝患者随访中80%在1年内不再复发。

对"大三阳"年轻人，特别是女性和50岁以下的慢性乙肝患者，无黄疸或血清总胆红素≤30μmol/L的免疫清除期患者应优先考虑注射用聚乙二醇干扰素–α（PEG IFN–α）。理由是用药1年内HBeAg转换率可达30%以上，随访2年后HBsAg转阴者，肝纤维化、早期肝硬化的情况常可见逆转。肝癌发生率比对照组降低60%。

慢性乙肝并不可怕，只要找到合适的疗法，乙肝终有一日会被战胜。

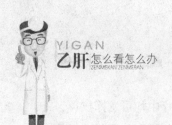
预测干扰素抗乙肝

在干扰素-α对慢性乙肝进行治疗时，下面的10种因素可以有效地帮助预测其抗病毒所取得的效果。

①年轻女性水平传播的慢性乙肝患者其注射干扰素-α效果比男性明显好。

②干扰素治疗前ALT水平≥120U/L、无黄疸的乙肝患者比ALT水平≤100U/L的患者总体疗效较好。

③用干扰素前，HBV-DNA<1×10⁶拷贝/ml的慢性乙肝患者，治后的疗效明显优于HBV-DNA>1×10⁷拷贝/ml以上的患者。

④肝活体组织检查G2~G3乙肝患者的疗效比G0~Gl者疗效好。

⑤乙肝病程短、非母婴传播的患者，较病程长、疑有家族传播者的疗效好。

⑥HBeAg、HBsAg及抗HBc阳性的"大三阳"的患者较HBeAg阴性或"小三阳"者对于扰素的应答率要高。

⑦正常体重比同年龄超重50%以上的人疗效相对较高。

⑧治疗45天，查HBV-DNA定量已下降210拷贝/ml，且ALT指标接近或正常者的疗效肯定比应答反应差的人疗效好。

⑨治疗1个月以上测定抗干扰素抗体阴性者比出现抗干扰素抗体阳性者的疗效好。

近有研究发现，采用长效干扰素（Peg IFN α-2a）治疗HBeAg阳性慢性乙肝12周时，即出现HBeAg阴转同时HBV-DNA下降310拷贝/ml以上的患者，其72周时HBeAg血清转换率可达54%（59/111例），不能达到上述指标者其HBeAg转换率只能达到14%~28%；治疗6个月HBV-DNA≤1×10⁴拷贝/ml者，72周时HBeAg转换率可能达到53%（62/118例）；而经24周治疗后HBV-DNA≥1×10⁵拷贝/ml的患者，72周时HBeAg的血清转换率仅14%~17%。另研究发现，采用长效干扰素α-2b治疗HBeAg阳性者，血清HBV-DNA可分3种模式观察：

①HBV-DNA复制载量在1~3个月内早期或略延迟下降的患者，其HBeAg

阴转率可达63%（早期降者）和52%
（延迟下降者）。

②晚期（半年以上下降）或停药后
下降者，HBeAg阴转率均低于31%。

③停药时尚未下降者，1年后HBeAg
阴转率不到10%。

总而言之，使用干扰素-α治疗乙
肝的患者，能够获得持续应答的就可以
预测到这些乙肝患者的复发率明显比较
低。对于那些已经使用过普通干扰素并
且有效的复发患者，如果再改用其他的
普通干扰素-α或者采用长效干扰素或
核苷类似物进行治疗，仍然可获得相应的效果。

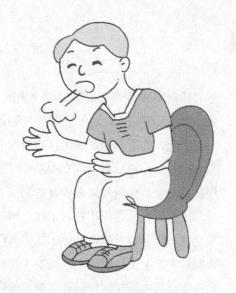

干扰素-α治疗慢性乙肝

根据2005年12月发布的《慢性乙型肝炎防治指南》已经规范了使用干扰
素-a治疗慢性乙肝病人的相关办法，一般普通干扰素的起点用量是500万U，每
周用3次，或者隔日用1次，进行皮下或肌内注射，一般疗程分为6个月。如果有
应答，为了提高疗效也可以延长疗程到1年或更长。HBeAg阳性患者也可以使
用Peg IFN α-2a180μg，每周进行1次，皮下注射，疗程为1年；或者用Peg IFN
α-2b每千克体重1.5μg，每周进行1次，皮下注射，疗程为1年。

对于那些HBeAg阴性的慢性活动性的乙肝患者，仍然可以推荐他们使用普
通的干扰素-α，500万U，隔日用1次，进行肌内或皮下注射。主要看HBV-
DNA水平是不是下降，在用药半年可见HBV-DNA载量下降的患者，他们的疗
程至少要用1年，使用长效干扰素α-2a、α-2b，每周一次的疗程也应该定在
1年以上。

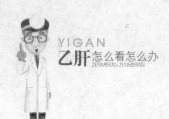

干扰素的不良反应和疗效

任何事物都有利有弊，每个人的体质不同，对干扰素的反应也不同，所以，有些乙肝病人就对干扰素有不良反应。

因此，为了早期发现干扰素治疗中的不良反应，除常见不良反应如发热、白细胞及血小板计数下降、脱发等可逆性反应外，一般每3个月一定要检测1次甲状腺功能、血糖和尿常规及肾功能等指标，如治疗前就已经存在血糖或甲状腺功能异常者最好先用胰岛素和二甲双胍等药物控制胰岛素抵抗及相关的甲状腺功能，获得复常后再开始干扰素治疗，同时应每月监测有无甲状腺功能亢进（简称甲亢）或甲状腺功能减退（简称甲减）等。对治疗初已发现患糖尿病者也应先用药物控制好血糖和尿糖，然后再开始干扰素治疗；此外还应定期评估患者的精神状态，有无精神病症状。尤其对出现明显抑郁症或有自杀倾向的患者，应当机立断，立即停药并密切监护。

在疗效观察中，对HBV-DNA已检测不到并发生HBeAg血清转换后6个月须检测HBsAg，因为使用干扰素最为理想的治疗终点是希望持续HBsAg阴转或出现HBsAg血清学转化，即抗HBs出现。而一旦出现原发无应答（即12周时HBV-DNA较基线下降小于1log10拷贝/ml）或治疗过程中的HBV-DNA反跳（即较治疗中HBV-DNA最低水平上升大于2log10拷贝/ml），应换用另一类型的干扰素（如佩乐能换派罗欣，或派罗欣换佩乐能，或国产干扰素换进口干扰素）后再观察12周，也可在医患沟通后改用或加用核苷（酸）类似物。

总之，在使用干扰素过程中要做到及时检查，出现不良反应要及时更换药物。

治疗中要适当停药和调药

在乙肝患者的治疗过程中要根据具体情况做出停药和调药的判断。

1. 对可控性、可逆性不良反应不做停药处理

①流感样综合征，表现为发热、寒战、头痛、肌肉酸痛和乏力等。可在睡

前注射干扰素。在用药2～4小时内开始发热者可达61%～90%，绝大部分在2～3天后感冒综合征自行减轻，7～10天内能逐步适应（对发热耐受性较差的患者，可服用解热镇痛药）。

②用药半月内有恶心、食欲缺乏、吐泻者可对症处理。

③出现失眠、轻度皮疹者，2～3个月后即有明显脱发者，严密观察。

④用干扰素4～12周内，ALT仍明显波动甚至高于用药前水平，可给予保肝降酶治疗，加强监测。

出现以上反应均没有必要停药。

2．治疗中遇到下列情况可考虑停药

①体温持续39℃以上超过3天，伴有不能忍受的症状者。

②皮疹越来越蔓延，停药再用，皮疹又复现者。

③黄疸加深、白蛋白较治前降低明显或凝血酶原时间活动度明显降低者。

④治疗3个月，HBV-DNA定量有增无减或抗干扰素抗体阳性者。

⑤用药期间骨髓抑制明显。如中性粒细胞绝对值计数≤1.0×10^9/L，血小板<50×10^9/L，应降低干扰素-α的剂量，1～2周后复查，如恢复则逐渐增加至原量；如中性粒细胞绝对计数≤0.75×10^9/L，血小板<30×10^9/L，则应停药。对中性粒细胞明显降低者，可试用粒细胞集落刺激因子（G-CSF）或粒细胞巨噬细胞集落刺激因子（GM-CSF）治疗。

⑥出现精神异常，可表现为抑郁、妄想症、重度焦虑，采用抗抑郁药无缓解、病情仍增重者应及时停药。

⑦出现自身免疫性疾病，如抗甲状腺抗体、抗核抗体和抗胰岛素抗体异常，银屑病、白斑、类风湿关节炎、甲亢、甲减及系统性红斑狼疮样综合征，应考虑停药。

⑧其他少见不良反应，如肾病综合征、间质性肺炎、心律失常、视网膜病变、听力下降者，除严密观察外，均应同时停药。

上述这些事项是乙肝患者应密切注意的，这对乙肝患者的身体康复非常重要。

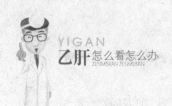

采用长效干扰素治疗乙肝

面对慢性乙肝对人类造成的危害，绝大多数的年轻乙肝患者，只要是没有使用干扰素的禁忌证，即使会遇到注射麻烦，也应该首先选择用干扰素制剂，对于那些经济条件较好的患者更应该选用长效的聚乙二醇干扰素α-2a（派罗欣）。因为经过实践证明，长效干扰素在抑制患者的免疫状态和清除表面抗原（HBsAg）方面均有很明显的优势，并可减少患者向肝硬化、肝癌方向的发展。

在活动性乙肝的个体化治疗中，干扰素制剂常可通过免疫调节和病毒抑制的双重作用实现持久的免疫控制：HBeAg阳性患者发生HBeAg血清学转换后，或HBeAg阴性患者的HBV-DNA下降到≤$1×10^4$拷贝/ml后，常可达到HBsAg的逐步清除。比如，2010年欧洲EASL年会上马塞兰（Marcellin）教授报告使用Peg IFN α-2a联合或不联合拉米夫定治疗的230例HBeAg阴性的患者中，只要经长效干扰素治疗1年者，在治疗结束后1年中，有31%的患者乙肝病毒复制水平获得$1×10^4$拷贝/ml以下，其中88%（63/72）患者在治疗结束后5年发生了HBsAg清除。

在个体化治疗乙肝中，当前强调做HBsAg定量检测可以指导治疗的成功，采用长效干扰素治疗后24周时，如果HBsAg定量水平较基线下降≥10%者并获得持续下降（每年测1次），45%的患者在治疗后5年可出现HBsAg的清除。马塞兰教授的研究还证实，在Peg IFN α-2a治疗过程中，各基因型患者的HBsAg下降均与持久应答相关，故可以把HBsAg定量水平的下降情况作为区分应答和无应答的指标。

对于那些难治的运用长效干扰素延长治疗96周的患者中，2年后可以发现31%的患者HBV-DNA水平≤2000U/ml，然而48周治疗的患者中只有10%达到这个比例。对48周注射派罗欣治疗没有获得HBsAg阴转的患者，再用48周后，随访1年中，可以发现9%的HBsAg血清清除。目前在全球的慢性乙肝个性化治疗中，除了对难治者做干扰素延长治疗以外，还提倡干扰素+阿德福韦酯或恩替卡韦合作治疗。有报道称，派罗欣+阿德福韦酯联合治疗48周后，36%的患者可以获得HBeAg血清转换，已转患者停药5年后可有14%的HBsAg得到完全清除。

还有报道联合使用干扰素和核苷类药物可以在半年内取得明显疗效的人，在随访5年中，24周内明显应答患者的HBsAg清除率可以达到23%。

采用拉米夫定对抗乙肝病毒

用于抵抗乙肝病毒的口服药拉米夫定，药价相对比较便宜，并且较早进入医保的范畴，但是如果持续2年服用该药的话，总有30%～50%的HBV-DNA水平下降的不够理想，有很多的患者会出现应答不佳或者发生耐药。

临床使用拉米夫定已经10多年了，服用该药5年的耐药率≥70%。起始治疗时患者免疫力不佳，如HBsAg阳性的"大三阳"患者HBV-DNA复制量≥$1×10^8$拷贝／ml，转氨酶总在80U/L以下徘徊的人常应答不佳，甚至在用药6～9个月时就可出现耐药。发生拉米夫定耐药者还常与患者依从性差，服药过程中喝酒甚至发生醉酒；用药无规律，吃吃停停；或同时服用大量中草药，乱吃补品破坏了肝脏的解毒功能等有关。要防止拉米夫定耐药就必须严格禁酒，尊重专科医生的用药指导，避免疲乏、过劳、乱用药，从而破坏机体内在的免疫平衡。防止拉米夫定耐药最重要的一点是，在用药12周时一定要评价患者病毒学应答情况，排除患者对拉米夫定存在原发无应答，如24周仍然达不到理想应答者，即可考虑加药或改用其他治疗方案。

临床用药专家经验也证实，拉米夫定初治24周内能达到完全应答（即病毒学HBV-DNA持续<$1×10^2$拷贝／ml）的患者中，持续5年坚持服药的效果可使80% HBV-DNA水平一直<$1×10^3$拷贝／ml，且可使90%的HBeAg血清学获得转换，100%的ALT获得持续复常。

研究显示，一旦拉米夫定（LAM）治疗中产生耐药，可加用阿德福韦酯（ADV），常可获得重新的病毒学完全应答，其疗效常优于换用（ADV）单药治疗。曾有报道，将LAM联合ADV的治疗组常可有效治疗恩替卡韦（ETV）发生耐药的患者。

当LAM耐药患者改用ETV单药治疗时，不仅剂量要加倍，而且长期治疗后也并不能获得理想的疗效。实践已经发现，对LAM发生YMDD（酪氨酸）、YIDD（天冬氨酸）耐药者改服ETV后，其耐药累计发生率仍在逐年增加，第6

年的耐药率可达57%，所以美国肝病研究学会指出：使用LAM在12周内未能获得早期应答时就应改用ETV治疗；如果当LAM已经发生耐药后再改用ETV，不是一种理想的治疗选择。

根据希腊学者近期所做的报道，对于LAM耐药的41例HBeAg阴性患者加用ADV进行治疗5年的数据可以显示，95%的患者都能够重获持续病毒学的应答。

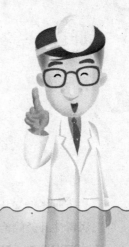

第八章

中医治疗乙肝疾病

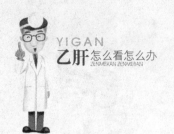

治疗乙肝离不开通气血

活血化瘀是中医治疗肝炎的重要法则，它虽然不是一个独立的方法，但在病毒性肝炎的治疗过程中起着关键的作用。肝喜条达而恶抑郁，脾喜燥而恶湿，湿邪浸渍于肝脾，肝失疏泄而脾失健运。现代医学研究认为，乙肝病毒的复制，对肝细胞并无损伤，肝细胞的病变主要是因为肝内的免疫反应所引起的，当人体感染乙肝病毒后，可产生多种抗原，抗原激发产生相应的抗体，抗原和抗体的免疫反应产生大量的免疫复合物，免疫反应也可引起肝细胞的变性坏死。大量的免疫复合物不能够被抗体及时清理出去，而沉积于肝脏，肝内的微循环受阻，形成血瘀阻络。

中医的气血凝滞和现代医学的微循环受阻意义十分吻合，统称为血瘀阻络。所以病毒性肝炎的每个病理阶段都离不开活血化瘀这个治疗法则。乙肝在病毒携带和慢性迁延性阶段时，多属于气滞型和肝气郁结型，肝区隐痛时止；当发展到活动性肝炎和肝纤维化时，肝区胀痛、脘腹胀满、肝脾肿大；到肝硬化阶段肝区刺痛，腹部胀满，血瘀阻络形成，出现脾大或巨脾。初期肝气郁结阶段用药在清热利湿解毒的同时，要选用一些舒肝理气药，如柴胡舒肝散、柴胡、郁金、青皮、陈皮、佛手、厚朴等。病情到了气滞血瘀阶段应以活血化瘀为主，而理气药次之，常用的药有丹参、赤芍、当归、白芍、元胡、郁金、鸡血藤、丹皮等。本阶段是阻止肝纤维化形成的关键阶段，用药宜重、不宜轻投。丹参、赤芍、鸡血藤均在30g以上。到了血瘀阻络阶段也就是肝硬化阶段则以软坚化瘀为主，常用的药物有丹参、泽兰、益母草、川牛膝、赤芍、鳖甲、三七、鸡血藤、茜草等。用活血化瘀药应缓慢调理，不可急于求成。古人云："治久病如理丝，急则坚其结，缓者可清绪。"肝为刚脏，柔肝不宜伐肝。在整个肝炎的过程中，肝脏始终处于越来越重的瘀血状态，活血化瘀、软坚化瘀是治疗肝病的要点，掌握临床症状，正确选择活血化瘀药，避免使用桃仁、红花、三棱、莪术、水蛭等对肝细胞有损害，甚至可引起出血的药物。尤其是肝硬化阶段应绝对禁止使用破血药，就连丹参在有出血的情况下也应慎用。有很多资料已经证实，使用三棱、莪术可引起出血。乙肝患者出现肝脏病变、脾肿大、门脉增宽、血小板减少、胃底静脉曲张，大部分患者出现鼻衄、齿衄，时刻有出血倾向，再用破血之品岂不是危险之举？

中医治疗急性乙肝有良方

急性乙肝不论是否出现黄疸，其病因均由湿热所引起，而其病机则有差别。湿和热是两个性质不同的病邪。急性乙肝即为湿热之邪所引起的全身性疾病，治疗方法自然是清热利湿以祛邪，但由于湿为阴邪，热为阳邪，两者在性质上是矛盾对立的，因此在治疗用药上也存在着矛盾。清热药，如栀子、黄芩、黄连、黄柏、大黄等，其味苦性寒，苦寒清热则佳，但苦寒药易于损害脾胃，阻遏气机，肝炎患者脾胃遭受湿邪之贼，本来就不健运，若再予苦寒，难免有重伤脾胃之虑，这是治疗用药中矛盾的一个方面；矛盾的另一个方面是湿性属阴，得温则化，得阳则宣，因此驱除湿邪的关键在于温振脾阳、流畅气机，脾脏生理特点也是得阳始运。所以，化湿药，如藿香、厚朴、砂仁、苍术、白豆蔻、草豆蔻、陈皮、半夏等性味多属辛温，取其辛开温化则气行湿除，但是辛温药都有助热伤阴的一面，正与清热疗法发生矛盾。

所以，在临床运用清热药和化湿药治疗急性乙肝虽各有好处，但也存在着顾忌。东汉张仲景在《金匮要略》中说"诸病黄家，但利其小便"；元朝朱震亨在《丹溪心法》中说"黄疸者……但利小便为先，小便利白，其黄则自退矣"；李东垣又说："治湿不利小便，非其治也"；清朝叶天士论湿温病的治法时也说"通阳不在温，而在利小便"。所以，治疗急性乙肝的湿热症取利尿的方法，既能祛湿又能使热从小便出，给邪以出路。施今墨的经验也表明："外邪入侵，必使邪有出路，千万不可关门缉盗。其出路有三：为汗，为下。为利小便。过汗则易伤津，过下则易正衰，若导邪由膀胱水道外出，则较为妥帖，药如芦根、茅根、竹叶、滑石、荷梗之属，既不伤津，且可导热下行。"清热与利湿得到统一。因此，茵陈、金钱草、车前子、车前草等清热利尿药和茯苓、猪苓、泽泻、滑石、茅根、薏苡仁、竹叶、通草等淡渗利尿药成为治疗肝炎首选的最常用的药物。

● 急肝方

药物组成：白花蛇舌草20g，田基黄20g，山栀10g，土茯苓20g，夏枯草15g，茵陈15g，黄柏10g，关木通10g，甘草5g。

加减用药：湿重者加藿香、苍术、泽泻；热偏盛者加板蓝根、半枝莲、龙胆草；血瘀者加泽兰、赤芍、郁金。药物用量可根据临床酌情而定。

用法用量：水煎服，每日1次，分2次服。

功效疗效：清热解毒、利湿退黄。

主治病症：急性乙肝。

● 清肝和胃利湿汤

药物组成：茵陈30g，板蓝根30g，龙胆草10g，车前子20g，生大黄10g，生黄芪30g，广木香18g，枳壳20g，神曲15g，焦山楂15g，麦芽15g，升麻18g，赤芍15g。

加减用药：热盛便干者去木香加芒硝15g（冲服）；恶心呕吐者加半夏、藿香各15g；腹胀明显者加砂仁、厚朴、陈皮各15g；肝大者加鳖甲25～50g，丹参20～30g。

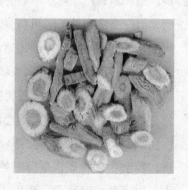

用法用量：水煎服，每日1剂，每日2次分服，7～14天为一个疗程。

功效疗效：清热解毒、利湿退黄、舒肝理脾。

主治病症：急性黄疸性乙肝。

● 复方公英煎

药物组成：蒲公英30g，丹参30g，赤芍20g，白芍20g，板蓝根45g，甘草6g。

加减用药：体虚者加党参、黄芪；黄疸者加茵陈；肝脾大者加重丹参、赤芍用量。药物用量可根据临床酌情而定。

用法用量：水煎服，每日1剂，分2次服，10天为一个疗程。

功效疗效：清热解毒、活血化瘀。

主治病症：急性乙肝。

● 丹橘清肝饮

药物组成：丹参15g，橘叶15g，虎杖15g，丹皮12g，甘草12g，白术12g，当归12g，薄荷10g，北柴胡8g。

加减用药：腹胀甚者加陈皮、炒莱菔子；胁痛甚者加川楝子、延胡索（因日久阴虚而痛者去北柴胡加刺蒺藜）；纳少者加砂仁、炒六曲；乏力者加五味子、太子参；便溏者加茯苓、车前子；睡眠差者加合欢皮、夜交藤；低热者将北柴胡易为银柴胡加青蒿、地骨皮。药物用量可根据临床酌情而定。

用法用量：水煎服，每日1次，分早、中、晚温服；30天为一疗程。

功效疗效：舒肝理气、活血祛瘀、解毒祛湿。

主治病症：急性乙肝或慢性乙肝。

● 泽黄英土汤

药物组成：泽兰15g，酒大黄12g，虎杖10g，土茯苓10g，板蓝根10g，茵陈10g，蒲公英10g，生甘草5g。

加减用药：偏热者加白花蛇舌草、丹皮、山栀；偏湿者加藿香、泽泻、六一散；纳呆、呕恶者加炙鸡内金、姜半夏、陈皮；偏于脾虚者加黄芪、白术；肾阳虚加淫羊藿、巴戟天。药物用量可根据临床酌情而定。

用法用量：水煎服，每日1剂，分2次服，15天为一疗程。

功效疗效：清热利湿解毒、活血化瘀。

主治病症：急性乙肝。

● 茵田虎汤

药物组成：茵陈30g，田基黄30g，虎杖30g，柴胡9g，栀子9g，布渣叶15g，茯苓15g，甘草6g。

加减用药：热重者加龙胆草或板蓝根；湿重者加苍术、川朴或藿香、佩兰；尿赤者加白茅根；肝脾肿大者加丹参；体虚者加党参、北芪。

用法用量：水煎服，每日1剂，分2次服；1个月为一疗程。

功效疗效：清热利湿、活血解毒，调理肝脾肾。

主治病症：急性乙肝或甲肝。

● 解毒舒肝法

药物组成：白花蛇舌草30g，板蓝根40g，败酱草40g，双花20g，柴胡15g，香附15g，郁金15g，当归15g，茯苓15g，甘草15g。

加减用药：湿热甚者加茵陈50g，五味子20g，黄柏、大黄（后下）各15g；胁痛甚者加川楝子、延胡索、白芍各15g；脾虚者加白术、鸡内金各15g；腹胀

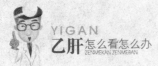

者加麦芽、枳壳、佛手各15g；见有肾虚脉证者可选用益肾之品。

用法用量：水煎服，每日1剂，分2次服，2个月为一疗程。

功效疗效：清热解毒、舒肝理气。

主治病症：急性或慢性乙肝。

● 急肝 I 号方

药物组成：白花蛇舌草15～30g，虎杖15g，板蓝根20～30g，黄芪20g，栀子6～10g，丹参15～30g，当归6～12g，白术6～12g，甘草3～6g。

加减用药：SGPT升高明显者加连翘20～30g，或山楂9～12g；黄疸重伴胆囊炎者加赤芍20～30g，金钱草20～30g。药物用量可根据临床酌情而定。

用法用量：水煎服，每日1剂，分2次服，30天为一疗程。

功效疗效：清热解毒、活血化瘀、健脾益气。

主治病症：急性乙肝或甲肝。

● 芩胆大板汤

药物组成：大青叶15g，板蓝根15g，黄芩15g，茵陈15g，滑石15g，车前子15g，龙胆草10g。

加减用药：湿重者加猪苓、泽泻；热重者加栀子、田基黄；便秘者加生大黄；有黄疸者重用茵陈至30～50g；纳呆者加茯苓、白术、山楂；腹胀呕吐者加陈皮、半夏；血瘀者加泽兰、丹参。药物用量可根据临床酌情而定。

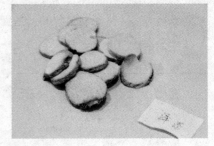

用法用量：水煎服，每日1剂，分2次服，30天为一疗程，一般服用一个疗程。

功效疗效：清泄肝胆、清热利湿。

主治病症：急性乙肝。

● 湛氏肝炎 I 号方

药物组成：鱼腥草30g，制首乌15g，虎杖30g，茵陈15g，白芍15g，板蓝根20g，败酱草10g，熟大黄10g，月季花10g，柴胡10g。

用法用量：水煎服，每日1次，分2次服，1个月为一个疗程。

功效疗效：清热解毒、理气活血。

主治病症：急性乙肝。

● 茵陈败酱草汤

药物组成：茵陈30～90g，败酱草30～90g，板蓝根20g，猪苓15g，茯苓15g，丹参15g，焦白术12g，泽泻10g，车前子15g，大黄5g，炒麦芽30g。

加减用药：胁痛者加川楝子、醋元胡、制香附、佛手、柴胡、郁金；热重者加生山栀；大便干者加生大黄；大便溏者加制大黄；湿热并重者加黄连、滑石；恶心呕吐者加砂仁、白蔻仁；肝脾肿大者加炙鳖甲、鸡内金、夏枯草。药物用量可根据临床酌情而定。

用法用量：水煎服，每日1剂，分2次服。肝功能恢复正常后，仍要继续服药20～30剂，以巩固疗效。

功效疗效：清热解毒、活血祛湿。

主治病症：急性乙肝。

慢性乙肝，中医方剂来支招

慢迁肝患者多有胁痛、胀满以及胃肠道症状，一般认为，这是由于肝气郁积、湿热未尽所致。治疗上宜采用"木郁发之"和健脾利湿等方法。

● 健脾渗湿方

药物组成：桔梗12g，白术12g，茯苓25g，甘草6g，扁豆20g，怀山药15g，党参15g，虎杖15g，薏苡仁30g，鸡骨草30g。

加减用药：HBsAg阳性者加桑椹子15g；湿甚者加茵陈30g；胁痛甚者加丹参、郁金各12g，或加三棱、莪术各10g；纳呆甚者加神曲15g、麦芽20g。药物用量可根据临床酌情而定。

用法用量：水煎服，每日1剂，分2次服，服药2个月。

功效疗效：健脾和胃、利湿解毒。

主治病症：慢性迁延性乙肝的脾虚肝郁型。

● 消罢丹

药物组成：女贞子30g，白花蛇舌草30g，丹参30g，虎杖30g，茯苓30g，墨旱莲30g，紫草12g，白术12g，赤芍15g，太子参20g，白芍15g，黄柏15g，贯众

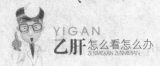
15g，焦山楂15g，郁金10g，枳壳10g，陈皮10g，甘草6g。

用法用量： 上药加入新蜂蜜、猪胆汁等加工炼制而成，每丸重9g。每次1丸，每日3次，1个月为一疗程，连续治疗2～3个疗程。

功效疗效： 清热解毒、养阴祛湿、保肝利胆。

主治病症： 慢性迁延性乙肝。

● 舒肝解毒汤

药物组成： 柴胡10g，白花蛇舌草15～30g，枳壳10g，山楂10g，白芍30g，黄芪30g，三棱6g，莪术6g，甘草6g，虎杖15g，丹参15g。

用法用量： 水煎服，每日1剂，1个月为一个疗程，可服药1～3个疗程。

功效疗效： 清热利湿、舒肝活血、益气扶正。

主治病症： 慢性迁延性或活动性乙肝。

● 健脾除湿方

药物组成： 党参30g，茵陈30g，茯苓20g，泽泻20g，白术15g。

加减用药： 胁痛者加柴胡、郁金各15g，丹参、白背叶根各30g；肝脾肿大者加白背叶根、丹参各30g；HBsAg阳性者加苦参、蚕沙各15g，虎杖20g。药物用量可根据临床酌情而定。

用法用量： 水煎服，每日1剂，早晚分服。

功效疗效： 健脾除湿。

主治病症： 慢性迁延性乙肝脾虚湿困型。

● 柴芍地黄汤

药物组成： 山茱萸10g，女贞子10g，柴胡3g，赤芍10g，生地黄10g，墨旱莲15g，连翘10g，茯苓10g，怀山药10g，土茯苓15g，丹皮10g，泽泻10g，丹参15g，五味子5g。

加减用药： 脾虚者加白术10g；气滞血瘀者加郁金10g，乌贼骨、茜草根各15g；湿热者加茵陈15g、虎杖15g；肝脾肿大者加鳖甲15g。药物用量可根据临床酌情而定。

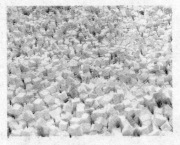

用法用量： 水煎服，每日1剂，分2次服，3个月为一疗程。

功效疗效： 解毒活血、滋养肝肾。

主治病症：慢性迁延性乙肝肝肾阴虚型。

● 姚氏慢迁肝方

药物组成：制香附9g，广郁金10g，柴胡9g，延胡索9g，牡丹皮9g，八月札10g，当归10g，赤芍10g，白芍10g，岗稔根15g，茯苓10g，白术15g，茵陈15g，垂盆草15g，甘草6g。

加减用药：血瘀胁痛者加丹参、刘寄奴、马鞭草、川楝子；肾虚者加淫羊藿、露蜂房。药物用量可根据临床酌情而定。

用法用量：水煎服，每日1剂，分2次服。

功效疗效：清热化湿、理气活血、健脾。

主治病症：慢性迁延性乙肝。

● 慢肝汤

药物组成：鸡内金20g，五爪龙20g，黄芪20g，茯苓20g，败酱草20g，丹参12g，丹皮12g，金银花15g，鬼箭羽12g，柴胡10g，郁金10g，甘草8g，鸡骨草15g。

加减用药：胁痛剧者加藿香、佩兰各10g；黄疸者加茵陈、虎杖、田基黄各15g；肝脾肿大者加三棱、鳖甲、穿山甲各10g；衄血者加墨旱莲、仙鹤草各12g。药物用量可根据临床酌情而定。

用法用量：水煎服，每日1剂，分2次服，2个月为一疗程，一般服1~3个疗程。

功效疗效：健脾解毒、行气化瘀。

主治病症：慢性活动性或迁延性乙肝。

● 活血解毒方

药物组成：虎杖20g，白花蛇舌草20g，北芪20g，半枝莲15g，红花15g，柴胡15g，枳壳15g，香附10g，甘草10g。

加减用药：脾虚者加白术、郁金、山楂、神曲；阴虚者加沙参、麦冬、石斛；湿热者加茵陈、栀子、金钱草；肝胃不和者加半夏、薄荷；GPT高者加蒲公英、丹参、紫草、七叶一枝花等；蛋白倒置者加紫河车、何首乌、鹿角胶等。药物用量可根据临床酌情而定。

用法用量：水煎服，每日1剂，分2次服，3个月为一疗程。

功效疗效：清热解毒、理气活血、扶正祛邪。

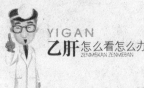

主治病症：慢性迁延性乙肝。

● 强活清乙肝汤

药物组成：女贞子20g，白花蛇舌草30g，赤芍20g，枸杞子10g，丹皮10g，虎杖10g，薏苡仁30g，白茯苓10g，丹参30g，生白术30g，土茯苓30g，生黄芪30g，蜀羊泉30g。

加减用药：肝肾阴虚者加山茱萸肉、何首乌、生地黄；阴虚湿热型加茵陈、金钱草、半枝莲；气滞血瘀型加三七、郁金、桃仁。药物用量可根据临床酌情而定。

用法用量：水煎服，每日1剂，分2次服，3个月为一疗程。

功效疗效：滋养肝肾、活血化瘀、清利湿毒。

主治病症：慢性迁延性或活动性乙肝。

● 乙肝饮

药物组成：土茯苓15g，白花蛇舌草20g，茵陈15g，脾寒草15g，虎杖15g，枳壳10g，赤芍10g，三白草15g，郁金10g，爵床20g，马兰20g，石见穿20g，党参12g，黄芪12g。

加减用药：肝脾肿大者加丹参、郁金、茅莓根、白背叶根各15g；胁痛明显，气滞血瘀者加地鳖虫（研粉冲服）10g，螃蟹壳（研粉冲服）5g。药物用量可根据临床酌情而定。

用法用量：水煎服，每日1剂，30天为一疗程，一般用2～3个疗程。

功效疗效：清热利湿、健脾益气、舒肝解郁。

主治病症：慢性活动性或迁延性乙肝。

● 肝舒汤

药物组成：当归15～30g，白芍15～30g，丹参15～30g，郁金15～30g，连翘15～30g，枸杞子15～30g，金钱草15～30g，重楼15～30g，茯苓10～15g，白术10～15g，黄芪15～100g，板蓝根20～30g，桑寄生20～30g。

用法用量：水煎服，每日1剂，分3次服，3个月为一疗程，痊愈者，停服汤药，把上方研末装入空心胶囊，每日3次，每次8粒，继续服用3～6个月。

功效疗效：清热解毒、活血化瘀、健脾补肾。

主治病症：慢性迁延性或活动性乙肝。

● 愈肝汤

药物组成： 茵陈30g，白花蛇舌草15g，丹参30g，黄芪30g，柴胡15g，桑寄生15g，茯苓15g，虎杖18g，郁金12g，墨旱莲15g，桃仁10g，大黄10g。

加减用药： 黄疸者加田基黄、龙胆草各15g；腹胀者加枳壳12g、谷芽15g；胁痛者加延胡索15g、川楝子12g；肝脾肿大者加水蛭12g、穿山甲12g。药物用量可根据临床酌情而定。

用法用量： 水煎服，每日1剂，分2次服，1个月为一疗程，一般服1～6个月。

功效疗效： 清热利湿、理气活血、补脾益肾。

主治病症： 慢性迁延性或活动性乙肝。

● 丹黄健脾保肝汤

药物组成： 丹皮10g，黄芩10g，黄精10g，党参10g，茯苓15g，白术10g，白芍10g，半夏10g，柴胡10g，郁金6g，炙甘草6g，陈皮6g，木香6g。

加减用药： HBsAg滴度偏高者去茯苓加土茯苓、白花蛇舌草；阴虚者加黄精、山药；氨基转移酶偏高者加虎杖、田基黄、五味子、垂盆草；肝肾阴虚者加枸杞、生地黄、肉桂、淫羊藿。药物用量可根据临床酌情而定。

用法用量： 水煎服，每日1剂，分2次服，疗程3～6个月。

功效疗效： 健脾益气、理气活血。

主治病症： 慢性迁延性乙肝。

● HBsAg转阴冲剂

药物组成： 地耳草、半枝莲、板蓝根、虎杖各200g，黄芩、苍术、青皮、鳖甲、生甘草各150g，黄芪、柴胡、淫羊藿、郁金各150g，白糖1000g。

用法用量： 上药共研细末，每次服9g，每日3次。

功效疗效： 清热解毒、益气健脾、舒肝活血。

主治病症： 慢性迁延性乙肝。

● 易氏活血化瘀方

药物组成： 当归、白芍、丹参、鳖甲、柴胡各15g，枳壳、青皮、茜草、地龙、鸡内金各10g。

加减用药： 气滞甚者加木香10g；癥块坚硬者加蝼蛄3g、蜣螂5g；气虚者加人参10g、黄芪20g。药物用量可根据临床酌情而定。

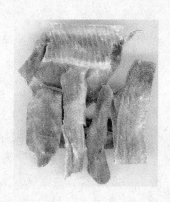

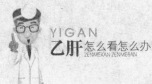

用法用量：水煎服，每日1剂，分2次服，2个月为一疗程。

功效疗效：舒肝理气、活血化瘀。

主治病症：慢性迁延性乙肝之血瘀型和肝硬化。

● 李氏乙肝胶囊Ⅰ号

药物组成：虎杖20g，桑寄生20g，槟榔20g，蜂房10g，竹叶10g，郁金10g，关木通10g，紫草30g，黄芪30g，连翘30g，龙胆草5g，甘草5g，知母15g。

用法用量：共研细末，装入空心胶囊内，每服8粒，日服3次，3个月为一疗程。

功效疗效：补脾益肾、舒肝解郁、清热解毒。

主治病症：慢性迁延性或活动性乙肝肝郁毒伏型。

● 李氏乙肝胶囊Ⅱ号

药物组成：虎杖30g，贯众30g，槟榔30g，连翘30g，知母20g，黄芪20g，八月札20g，鳖甲20g，丹参20g，大黄20g，蒲公英20g，牡丹皮15g，关木通15g，鸡内金15g，桑寄生20g，白蔻仁15g。

用法用量：共研碎末，装入空心胶囊内。每服8粒，日服3次，3个月为一疗程。

功效疗效：舒肝清热、利湿解毒。

主治病症：慢性迁延性或活动型乙肝湿热蕴结型。

● 解毒化瘀健脾方

药物组成：茵陈30～50g，虎杖20～30g，贯众20～30g，板蓝根30g，半枝莲30g，丹参15g，鸡内金20～30g，柴胡10～15g，枳壳10～15g。

加减用药：湿热壅过者选加山栀、枳实、生大黄、川朴、六一散；肝郁气滞者选加佛手、川楝子、香附、左金丸；气滞血瘀者选加红花、田七、郁金、香附；脾虚湿困者选加陈皮、木香、半夏、砂仁、薏苡仁；无症状者选加怀山药、北芪、党参、桑椹子、扁豆。药物用量可根据临床酌情而定。

用法用量：水煎服，每日1剂，每日2次服，3个月为一疗程。

功效疗效：清热解毒、活血化瘀、补气健脾。

主治病症：慢性迁延性乙肝或HBsAg携带。

● 舒肝和络饮

药物组成：北柴胡9g，丝瓜络9g，制香附9g，乌药9g，苍术9g，白芍9g，当归9g，郁金6g，木香6g，冬瓜子12g，川朴6g，枳壳6g，生牡蛎30g。

加减用药：纳差者加大腹皮、鸡内金；恶心呕吐者寒加半夏、陈皮，热者加橘皮、竹茹；肝区痛者加延胡索、金铃子；血瘀者加蒲黄、五灵脂；脾大者加水红花子、炙鳖甲、地鳖虫。

用法用量：水煎服，每日1剂，分2次服，3个月为一疗程。

功效疗效：舒肝解郁、活血化瘀、健脾祛湿。

主治病症：慢性迁延性或活动性乙肝。

● 七宝美髯丹加味方

药物组成：何首乌12g，川牛膝12g，菟丝子12g，当归10g，茯苓10g，枸杞子10g，补骨脂15g。

加减用药：腹胀者加砂仁6g、厚朴9g；气虚者加党参9g、黄芪12g；胁痛者加川楝子12g、延胡索10g；肝大者加鳖甲、牡蛎各12g。药物用量可根据临床酌情而定。

用法用量：水煎服，每日1剂，分2次服，3个月为一疗程。

功效疗效：滋肝补肾。

主治病症：慢性迁延性乙肝。

● 调肝运脾方

药物组成：土茯苓20g，炒苍术10g，茵陈20g，猪苓20g，茯苓20g，炒柴胡10g，陈皮10g，赤芍15g，白芍15g，蒲公英30g，水牛角（先煎）15g，鬼箭羽6g。

加减用药：湿热偏重者选加制半夏、炒黄芩、炒山栀、姜竹茹；胁痛者加延胡索、五灵脂；脾虚者去水牛角，选加白术、薏苡仁、黄芪；GPT升高，偏实证者选用垂盆草、夏枯草，偏虚证者选用五味子。药物用量可根据临床酌情而定。

用法用量：水煎服，每日1剂，分2次服，6个月为一疗程。

功效疗效：调肝运脾、清热化湿。

主治病症：慢性迁延性或活动性乙肝。

● 升麻鳖甲汤

药物组成：升麻10～15g，甘草10～15g，鳖甲20～30g，当归10～30g，蜀椒6～10g，生地黄12～20g。

加减用药：血分热甚者加赤芍、水牛角粉；湿热蕴滞者加白花蛇舌草、土茯苓；血瘀者加郁金、桃仁、丹参；肝肾不足者加桑寄生、女贞子、枸杞子；脾虚者加党参、黄芪、白术；有出血倾向者加田七粉、墨旱莲。药物用量可根据临床酌情而定。

用法用量：水煎服，每日1剂，分2次服，2周为一疗程。

功效疗效：活血软坚祛毒邪。

主治病症：慢性迁延性或活动性乙肝。

● **乔氏乙肝饮**

药物组成：生黄芪15g，白花蛇舌草45g，赤芍15g，白芍15g，鳖甲15g，生麦芽15g，山药15g，虎杖15g，石斛15g，赤小豆15g，太子参13g，当归10g，白术10g，郁金10g，白茅根30g，丹皮9g，柴胡9g，枸杞子13g。

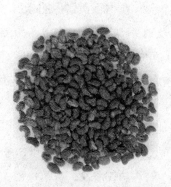

加减用药：黄疸明显者加茵陈15g，泽泻、川草薢各15g，栀子9g；血瘀者加穿山甲、泽兰各10g、三七5g；胁痛者加延胡索15g、枳壳9g、佛手10g；腰膝酸软者加山茱萸10g、女贞子15g。药物用量可根据临床酌情而定。

用法用量：水煎服，1日1剂，早晚各煎服一次，1个月为一疗程，一般4个疗程。

功效疗效：舒肝健脾、养阴清热、利湿解毒。

主治病症：慢性迁延性或活动性乙肝。

● **慢肝灵**

药物组成：炙甘草、五味子各15g，生黄芪、生赤白芍、连翘、生麦芽各30g，当归、阿胶各20g，肉桂7g，冰片1g，薄荷脑1g。

用法用量：制成10g蜜丸，每日3次，每次2丸，3个月为一疗程。

功效疗效：益气养血、活血化瘀、舒肝健脾。

主治病症：慢性迁延性或活动性乙肝。

● **滋阴解郁方**

药物组成：北沙参15g，白花蛇舌草12g，石斛15g，生地黄15g，薏苡仁12g，白芍12g，郁金10g，合欢皮10g。

加减用药：血瘀者加丹参、赤芍；肝肿大者加生牡蛎、鳖甲；脾虚者加山药、茯苓、太子参；衄血者加茅根、仙鹤草、墨旱莲。药物用量可根据临床酌情而定。

用法用量：水煎服，每日1剂，分2次服，3个月为一疗程。

功效疗效：滋肝解郁。

主治病症：慢性迁延性或活动性乙肝。

● 肝痹汤

药物组成：炙鳖甲（先煎）15g，青蒿12g，蝉蜕12g，焦山楂12g，僵蚕10g，鸡内金10g，板蓝根20g，白花蛇舌草20g，五味子6g，生甘草3g。

加减用药：湿甚者加槟榔12g、厚朴10g、草果3g；湿热甚者加茵陈30g、山栀12g、生大黄（后下）10g；气滞者加香附、广木香、枳壳、青皮各10g；血瘀者加牡丹皮、赤芍各10g，鸡血藤15g，三七粉（冲服）3g；气虚者加党参、黄芪。药物用量可根据临床酌情而定。

用法用量：水煎服，每日1剂，分2次服，治疗2～3个月。

功效疗效：辟瘟解毒、引邪外出。

主治病症：慢性迁延性乙肝。

● 肝郁脾虚方

药物组成：生黄芪15g，炒白芍15g，灵芝15g，菝葜15g，炒丹参15g，山楂15g，青皮9g，陈皮9g，鸡血藤15g，砂仁3g，蔻苡仁3g，茯苓18g，炒柴胡9g，生甘草3g，炒白术12g，炒泽泻10g，半夏10g。

加减用药：湿甚者加苍术或厚朴；热甚者加天花粉或白花蛇舌草；脾阳虚者加补骨脂或肉桂。药物用量可根据临床酌情而定。

用法用量：水煎服，每日1次，分2次服，3个月为一疗程。

功效疗效：舒肝活血、运脾渗湿。

主治病症：慢性迁延性或活动性乙肝肝郁脾虚型。

● 益气调肝汤

药物组成：黄芪15～30g，黄精15～30g，白花蛇舌草15～30g，党参20～30g，甘草5g，虎杖20～30g，白术9～12g，白芍9～12g，淫羊藿9～15g，大枣9～15g，枸杞子9～15g，柴胡6～9g，当归6～9g。

加减用药：湿热重者去党参、当归、枸杞子、黄精，加薏苡仁、淡豆豉、

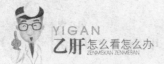

白豆蔻、茵陈；肝肾阳虚偏重者去柴胡，加枣皮、五味子；血瘀重者去白芍、淫羊藿，加桃仁、赤芍、地鳖虫。药物用量可根据临床酌情而定。

用法用量：水煎服，每日1剂，少量多次服，3个月为一疗程。

功效疗效：清热解毒、健脾益肝。

主治病症：慢性迁延性或活动性乙肝。

● 王氏肝炎糖浆

药物组成：生何首乌10g，白花蛇舌草45g，党参10g，蒲黄10g，佛手10g，茵陈20g，板蓝根30g。

用法用量：制成糖浆每瓶500ml，早晚各服50ml，30天为一疗程。

功效疗效：健脾益肝、利湿解毒。

主治病症：慢性迁延性乙肝。

● 加味三草汤

药物组成：白花蛇舌草30g，夏枯草15g，白芍15g，党参12g，茯苓12g，丹参20g，川橘叶10g，甘草8g。

加减用药：胁痛者加柴胡8g，郁金10g；腹胀者加香附、香橼皮各10g；纳呆者加鸡内金10g，炒谷、麦芽各12g；便溏者加薏苡仁30g，佩兰10g；失眠多梦者加酸枣仁、夜交藤各15g；乏力加太子参或黄芪12g。药物用量可根据临床酌情而定。

用法用量：水煎服，每日1剂，分早晚服，30天为一疗程。

功效疗效：益气活血、清热解毒。

主治病症：慢性迁延性或活动性乙肝。

● 复肝降脂汤

药物组成：陈皮10g，虎杖10g，半夏12g，白芥子6g，茯苓15g，赤芍15g，泽泻15g，丹参20g，山楂20g，川大黄3g。

加减用药：气虚痰湿较甚者加党参、白术、黄芪、瓜蒌；肝胆湿热、胁痛者加茵陈、草决明、金钱草、夏枯草；瘀血明显，肝区刺痛者加鸡内金、泽兰、蒲黄、红花等；肝脾肿大者加穿山甲、牡蛎。药物用量可根据临床酌情而定。

用法用量：水煎服，每日1剂，分2次煎服，2个月为一疗程。

功效疗效：燥湿祛痰、养血活血、清热利湿。

主治病症：慢性迁延性或活动性乙肝并发脂肪肝。

● 加味小建中汤

药物组成：桂枝10g，黄芪10g，饴糖10g，丹皮10g，麦芽10g，白芍25g，板蓝根25g，干姜6g，甘草6g，薄荷6g，白术15g，茯苓15g，肉桂粉3g（冲服）。

用法用量：水煎服，每日1剂，连服10剂，以后隔日1剂，半年为一疗程。

功效疗效：调肝益脾助阳、解毒。

主治病症：慢性迁延性或活动性乙肝的脾胃虚弱型。

● 拯阴理劳汤

药物组成：人参、麦冬、当归、白芍、龟版、薏苡仁、橘红、五味子、女贞子、生地黄、百合、丹皮、莲子。

加减用药：气虚者加黄芪；纳少腹胀者加鸡内金、谷芽、川朴；肝大者加丹参、穿山甲；不眠者加枣仁；胁痛者加川楝子、延胡索；氨基转移酶高者加五味子、板蓝根、郁金；肝炎相关抗原阳性者加郁金、板蓝根、虎杖、黄毛耳草。药物用量可根据临床酌情而定。

用法用量：水煎服，每日1剂，分2次服，4周为一疗程，一般连治3个疗程。

功效疗效：益气养阴、健脾清虚热。

主治病症：慢性迁延性乙肝。

● 清肝活血汤

药物组成：茵陈30g，白花蛇舌草30g，虎杖30g，豨莶草30g，焦山楂12g，猪苓12g，刘寄奴12g，鬼箭羽12g，茯苓12g，丹皮10g，制大黄9g。

加减用药：胁痛甚者加川楝子15g，温郁金、炒延胡索各10g，炮山甲15g；黄疸者虎杖改鲜虎杖30～60g，茵陈改为后下，加用川柏、广郁金各10g，田基黄30g；便秘者制大黄改生大黄15g（后下），加芒硝12g（冲服）；特明显者加丹参30g，三棱、莪术、泽兰各10g，鳖甲15g；气虚者去山栀、虎杖，加仙茅、淫羊藿、制黄精各12g。药物用量可根据临床酌情而定。

用法用量：水煎服，每日1剂，分2次服，1个月为一疗程。

功效疗效：清热祛湿、活血解毒。

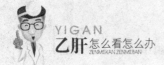

主治病症：慢性迁延性或活动性乙肝。

● 复肝煎剂

药物组成：垂盆草30g，海金沙（包）30g，生薏苡仁30g，平地木15g，茯苓12g，茜草12g，蒲公英15g，广郁金12g，赤芍12g，白芍12g，软柴胡9g，枳壳9g，生甘草4g。

加减用药：气虚者加黄芪、党参、白术；阴虚者加生地黄、麦冬、女贞子、枸杞子；湿阻者加苍术、川朴、制半夏；血瘀者加丹参、红花。药物用量可根据临床酌情而定。

用法用量：水煎服，每日1剂，分2次服，30天为一疗程。

功效疗效：清热解毒、利湿健脾、行气散瘀。

主治病症：慢性迁延性或活动性乙肝。

● 益气健脾活血方

药物组成：党参18g，丹参18g，赤芍15g，茯苓15g，黄芪20g，炙甘草6g，干姜6g，白术12g，郁金12g，当归12g，姜黄9g，炮山甲9g。

加减用药：乏力明显者党参、黄芪用量加大；纳呆者加山楂、麦芽或砂仁；胁痛甚者加白芍、柴胡；肝功能反复异常者加败酱草、五味子；肝脾明显肿大者加三棱、鳖甲。药物用量可根据临床酌情而定。

用法用量：水煎服，每日1剂，分2次服，3个月为一疗程。

功效疗效：益气健脾、活血祛瘀。

主治病症：慢性迁延性或活动性乙肝。

● 阚氏乙肝汤

药物组成：黄芪20～50g，党参10～30g，白术10g，升麻10g，黄柏10g，蚕砂10g，山药15g，茯苓15g，当归12g，虎杖12g，女贞子10～20g，连翘10～15g。

加减用药：肝胆湿热甚者加茵陈30g，栀子、大黄各10g，肝郁脾虚者加柴胡、川楝子各10g，谷芽、麦芽各15g；肝肾阴虚者加生地黄、麦冬、枸杞子各15g、沙参10g；气滞血瘀者加枳壳、香附、赤芍、丹参各10g。药物用量可根据临床酌情而定。

用法用量：水煎服，每日1剂，分2次服，20天为一疗程。

功效疗效：清热解毒利湿、舒肝健脾、养肝益肾、行气活血。

主治病症：慢性迁延性乙肝。

● 益气养血祛瘀方

药物组成：生黄芪24g，焦白术10g，当归10g，赤芍20g，茯苓20g，丹参20g，白芍18g，麦冬15g，山楂15g，川楝子9g。

加减用药：肝肾阴虚者加生地黄、沙参、墨旱莲、枸杞子；肝郁气滞者加柴胡、郁金、香附；湿邪留滞者去麦冬加茵陈、栀子、车前子、泽泻；谷氨酸氨基转移酶明显升高者加龙胆草、五味子；肝脾肿大者加炙鳖甲、牡蛎、庶虫。药物用量可根据临床酌情而定。

用法用量：水煎服，每日1剂，分2次服，3个月为一疗程。

功效疗效：益气养血、活血祛瘀。

主治病症：慢性迁延性或活动性乙肝。

● 赵氏护肝汤

药物组成：金银花20g，大青叶20g，茵陈25g，连翘20g，板蓝根20g，苦参15g，黄芩15g，蜂房15g，黄芪30g。

加减用药：腹胀者加厚朴20g；胁痛者加丹参30g。药物用量可根据临床酌情而定。

用法用量：水煎服，每日1剂，分2次服，3个月为一疗程。

功效疗效：清热解毒、健脾祛湿、活血化瘀。

主治病症：慢性迁延性乙肝。

● 抗原汤

药物组成：当归10g，白花蛇舌草30g，白术10g，柴胡10g，白芍30g，茵陈30g，茯苓15g，虎杖15g，甘草6g。

加减用药：湿热偏盛伴黄疸者加蒲公英、败酱草；脾气虚者加党参、黄芪、山药；脾肾阳虚者去茵陈，加巴戟天、淫羊藿、菟丝子；胁胀痛者加川楝子、郁金；血瘀胁痛者加丹参、玄胡；肝脾肿大者加三棱、莪术、鳖甲；恶心纳差者加藿香、砂仁、焦三仙；衄血者加女贞子、墨旱莲、三七。药物用量可根据临床酌情而定。

用法用量：水煎服，每日1剂，分2次服。1个月为一疗程。

功效疗效：舒肝健脾、清热解毒。

主治病症：慢性迁延性乙肝。

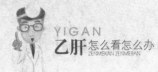
● 张氏乙肝方

药物组成： 岗稔根30g，板蓝根30g，蒲公英30g，广陈皮9g，制香附12g，炒赤芍15g，焦白术15g，京三棱15g，全当归15g。

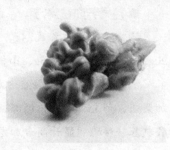

加减用药： 肝郁气滞甚者加郁金、川楝子；湿热重者加黄芩、大青叶；血瘀甚者加桃仁、蒲黄；肝肾阴虚者加麦冬、女贞子、桑寄生，药物用量可根据临床酌情而定。

用法用量： 水煎服，每日1剂，分2次服，3个月为一疗程。

功效疗效： 清热解毒、活血化瘀、舒肝理气。

主治病症： 慢性迁延性乙肝。

● 舒肝健脾方

药物组成： 柴胡12g，枳壳12g，川芎12g，香附12g，郁金15g，太子参15g，茯苓15g，陈皮12g，半夏12g，白术15g，黄芩15g。

加减用药： 肾气虚者加黄芪、菟丝子、桑寄生、淫羊藿各15g；血虚者加当归、枸杞子、白芍各15g，丹参30g；阴虚者加生地黄、沙参、麦冬各15g，牡丹皮12g，炙鳖甲、枸杞子、川楝子各15g；血瘀者加穿山甲30g，三棱、莪术各15g，赤芍、丹参各30g。药物用量可根据临床酌情而定。

用法用量： 水煎服，每日1剂，分2次服，3个月为一疗程。

功效疗效： 舒肝理气、健脾益气。

主治病症： 慢性迁延性乙肝。

● 乙肝宁方

药物组成： 黄芪15g，丹参15g，蚕沙15g，女贞子15g，党参10g，重楼10g，白芍10g，川楝子10g，白术10g，枳实10g，茵陈30g，薏苡仁30g，贯众10g，柴胡6g，甘草6g。

加减用药： 湿热甚者去党参、白术、黄芪、女贞子，加酒大黄、白花蛇舌草、虎杖清利湿热；胁痛明显者去黄芪、白术、薏苡仁、党参，加郁金、延胡索、当归养血舒肝止痛；气滞血瘀、胁痛如刺者去党参、白术、黄芪，加桃仁、红花、九香虫以消瘀活血；肝脾肿大者去党参、女贞子、白术，加鳖甲、草豆蔻、莪术软坚散结。药物用量可根据临床酌情而定。

用法用量：水煎服，每日1剂，分2次服，30天为一疗程。

功效疗效：健脾益肾、清利湿热、舒肝活血。

主治病症：慢性迁延性或活动性乙肝。

● 乙肝煎

药物组成：薏苡仁15～30g，茯苓15g，淫羊藿15～30g，丹参15g，菟丝子15g，虎杖15g，鸡血藤12g，何首乌12g，黄柏15g，桑寄生10～20g，焦山楂15～20g，败酱草20g。

加减用药：胁痛者加川楝子、延胡索、佛手；纳差、腹胀者加炒麦芽、炒莱菔子、陈皮；气虚者加黄芪、党参、白术；腰痛者加木瓜、杜仲；溲黄者加茵陈、龙胆草、山栀子；湿甚者加佩兰、藿香、蔻仁；便溏者加山药、扁豆、车前子。药物用量可根据临床酌情而定。

用法用量：水煎服，每日1剂，分2次服，3个月为一疗程。

功效疗效：健脾益肾、清热活血。

主治病症：慢性迁延性或活动性乙肝。

● 慢肝复方

药物组成：党参15g，炒白术15g，枸杞子15g，当归15g，黄芩15g，炙黄芪20g，黄精20g，茯苓30g，玄参30g，薏苡仁30g，金银花30g，丹参30g，甘草10g，焦三仙各30g，茵陈40g，车前子（包）30g，鸡内金12g。

加减用药：湿热未尽者去黄精、玄参、甘草，加败酱草、大黄炭；肝郁者去车前子，加柴胡、白芍、郁金、延胡索；肝肾阴虚者去车前子、薏苡仁，加生地黄、熟地黄、制首乌、女贞子、白芍；脾肾阳虚者去玄参、茵陈、黄芩，加升麻、附片、肉桂、山药、山茱萸、砂仁；血瘀者加桃仁、红花、川芎；肝脾肿大者加三棱、莪术、鳖甲；衄血者加仙鹤草、茜草、三七。药物用量可根据临床酌情而定。

用法用量：水煎服，每日1剂，分2次服，1个月为一疗程。

功效疗效：清热利湿解毒、健脾益肾、活血祛瘀。

主治病症：慢性迁延性或活动性乙肝。

● 解毒健脾活血汤

药物组成：蒲公英30g，土茯苓30g，茯苓15g，板蓝根15g，虎杖25g，党参20g，山楂20g，黄芪20g，甘草6g，白术12g，郁金12g，厚朴12g。

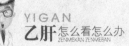
加减用药：便秘者加大黄10g；脾气虚者去板蓝根加陈皮6g；肝阴不足者去板蓝根加白芍、女贞子各15g；瘀血甚者加丹参15g；肝脾肿大者加丹参、鳖甲等。药物用量可根据临床酌情而定。

用法用量：水煎服，每日1剂，分2次服，3个月为一个疗程。

功效疗效：解毒化湿、健脾活血。

主治病症：慢性迁延性乙肝。

● 复肝丸

药物组成：地鳖虫30g，红参须30g，紫河车24g，姜黄18g，郁金18g，三七18g，炮山甲18g，鸡内金18g。

用法用量：上药共研细末，另用虎杖、石见穿、鸡内金各120g煎取浓汁，与上药粉泛丸如绿豆大，每次服3g，每日3次，饭前服。

功效疗效：活血软坚、解毒复肝。

主治病症：慢性乙肝的胁痛。

● 益气活血解毒汤

药物组成：黄芪18g，丹参18g，虎杖18g，党参15g，半枝莲15g，白术12g，柴胡12g，郁金12g，板蓝根15g，茯苓20g，甘草6g。

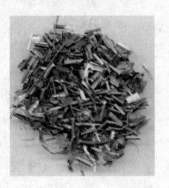

加减用药：肝脾肿大者加大郁金、丹参用量；有腹水者加泽泻。药物用量可根据临床酌情而定。

用法用量：水煎服，每日1剂，早晚各服1次，1个月为一疗程，连续治疗3个疗程。

主治病症：慢性迁延性或活动性乙肝。

瓜果蔬菜，新生代的自然疗法

对于中医医学来说，无论是蔬果肉粮，还是禽兽虫草，没有不能入药的。果蔬疗法，源于中国，盛行于世界。有的中药本身就是水果蔬菜，如山楂。果蔬来源广泛，经济简便，有病治病，无病防病，果蔬疗法也是乙肝的良好辅助治疗方法。

1. 急性乙肝的果蔬疗法

（1）鲜马齿苋100g，水煎服，连服4天。

（2）木瓜5g，加蔗糖制成粉末颗粒，冲服。

（3）甜瓜蒂（苦丁香）净粉50g，丹参350g，煎浓去渣，浓缩至250ml。公丁香350g研粉。以苦丁香及公丁香粉和入丹参煎液中；另取淀粉40g，白糖200g，做成400ml混悬液，再与丹参丁香粉合并混合做成丸子，每粒重0.5g，干燥保存备用。肝炎初起时每服1粒，每日3次。

（4）炒白扁豆、茯苓、白芷、黄芪、白芍、甘草各6g，红枣3枚，生姜5片，以清水3碗，文火煎至1碗，头汁每晚睡前服，二汁晨起服。

（5）生射干5g，水煎服，每日1剂，连服10天。

（6）五味子焙燥研细末，每日6~9g，分2~3次服。用于氨基转移酶升高时。

（7）佛手9~27g，败酱草按年龄计，10岁以内每岁1g，10岁以上每两岁1g，水煎，每日3次分服，10天为一疗程。

（8）大麦叶捣烂挤汁1杯，放白糖适量饮服，每日2次，连服数十日。

（9）苦菜18g，佛手6g，水煎服。

（10）大枣20个，杨树枝90cm（10岁以下大枣12个，杨树枝36cm），加水至300ml，煎至100ml，每日3次，连服至肝功能恢复正常为止（杨树枝如小指粗细即可）。

（11）绿豆30g，白萝卜1个。水煎服，每日1剂，连用20~30日。

（12）大枣20个，山楂15g。水煎服，每日2次。

（13）赤小豆20g，薏苡仁10g，大枣10个。水煎服，每日2次。

（14）西瓜汁100ml，蜂蜜10ml。一次服完，每日2~3次。

（15）茄子叶10g，红糖15g。水煎服，每日2次。

（16）鲜橘皮30g，葡萄叶15g。水煎服，每日2~3次。

（17）薏苡仁30g，赤小豆15g，枸杞子15g。水煎服，每日2~3次。

（18）绿豆30g，野菊花30g，甘草10g。水煎服，每日2次。

（19）玉米须30g，山楂20g，桃仁15g。水煎服，每日2~3次。

（20）藕节20g，桑枝15g。水煎服，每日2~3次。

（21）胡萝卜60g，胡荽30g。水煎服，每日2次。

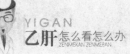

（22）丝瓜汁30ml，白糖15g。拌匀，一次服下，每日2～3次。

（23）大枣10个，田螺100g。将田螺去污泥，与大枣同煎，分2次服，每日1剂。

（24）南瓜叶15g，茅根15g。水煎服，每日2次。

（25）葫芦叶20g，竹叶10g，荷叶10g。水煎服，每日2～3次。

（26）老白茄子1个，切片，焙干，研末，每服3～6g，每日2～3次。

（27）大枣10枚，米糠30g。水煎服，每日2～3次。

（28）大枣30g，夏枯草60g，白糖30g。先将大枣、夏枯草水煎去渣，再放入白糖，加水至500ml，文火煎至250ml，分早晚2次空腹服。

（29）鲜野甜菜60g，用凉开水洗净、捣烂绞汁服。用于丙氨酸氨基转移酶较高的急性黄疸型乙肝。

（30）鲜野甜菜、蒲公英（鲜）各60g，洗净，同捣汁服。用于氨基转移酶高的患者。

（31）野甜菜（鲜、连苗和根）捣烂采取自然汁数碗，日夜频频饮服。

（32）荸荠5个，金沙根30g，淡竹叶6g，甘蔗一段。水煎，每日分2次服，连服1个月为一疗程。

（33）红枣15g，茵陈30g。水煎服。

（34）冬蜜30g，茵陈9g。先将茵陈煎汤去渣，分2次冲冬蜜内服，1日内服完。

（35）大枣50枚，白矾15g。先将白矾用沙锅在木炭火上炒红，以米醋淬之，研细末，大枣煮熟（去皮核），共捣为丸如梧桐子大，每于饭后服20丸，姜汤送下，连服1个月。用于传染性黄疸性肝炎久治不愈，胁痛者。

注：服药期间忌烟、酒、荤腥。

（36）大枣250g，茵陈60g。共煎，吃枣饮汤，早晚分服。

2. 慢性乙肝（慢性迁延性肝炎和慢性活动性肝炎）的果蔬疗法

（1）鸡头薯（东参）、金不换各12g，甘草6g。用水1000ml煎至130ml，每日分3次服。

（2）新鲜柳枝连叶60～120g。以清水3碗，煎成一碗，一次服，早晚各服1次。或煎2次，稍加白糖。

（3）葫芦草幼茎30～60g，与萝卜、豆腐适量炖服。

（4）红枣15只，蒲公英30g，糯稻根30g，石见穿30g。水煎服。

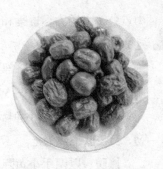

（5）荸荠12个，西湖柳360g。共捣烂，取汁冷服。一天服3次，连服7天。

（6）大枣15g，茵陈30g。用水两碗煎至多半碗，温服，连服10剂以上。服药期间忌食油、肉等物。

（7）桑白皮3g，赤小豆3g，山楂、麦冬各4.5g，枳壳2.1g，野甜菜2.1g，陈皮3g，天花粉3g，猪苓3g，泽泻3g，桔梗3g，郁金2g，甘草梢2.1g，广木香2.1g。以水2碗煎八分服。用于严重疼痛的慢性肝炎。

（8）白毛藤30～60g，茵陈30g。酒煎服。

（9）草菇100g。煮熟，吃草菇喝汤，每日1～2次，长期服用。

穴位按摩法

人体有400多个穴位，穴位按摩能帮乙肝患者在轻松的氛围下祛除乙肝病毒。

患者最好仰卧，闭目，放松，意守肝区3～5分钟，然后用左手大拇指对准右侧期门穴，中指对准右侧章门穴，右手中指对准中脘穴，三指同时用力点压36～108圈。再换成右掌在下，左掌在上，按于肝区，顺时针方向揉按36～108圈。最后左掌护于肝区，右手掌护于肚脐，将意念集中于肝脏。

按摩过程中要自然呼吸，吸气时，想象外界清新之气从四面八方进入肝脏，呼气时，想象清新之气被肝细胞吸收，使肝脏形态、功能都恢复正常。这样默想10～30分钟。然后轻轻叩击牙齿36下，两手慢慢搓擦头面，拍打胸背部，活动一下四肢，最后慢慢睁开眼睛。此法适用于慢性乙肝患者，气滞血瘀型患者效果最好。

采用腹部按摩法主要可起到减轻乙肝引起的腹胀、缓解重型乙肝患者肝区疼痛的治疗效果。

揉中脘：以一手大鱼际部紧贴中脘穴（腹部前正中线，剑突与肚脐连线之

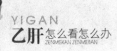

中点处），用力尽量柔和，顺时针方向旋转揉动3～5分钟，然后逆时针旋转揉动3～5分钟。

揉腹：一掌贴于脐部，另一手按在此手背上，动作要轻快，用力要柔和，顺时针方向旋转揉动3～5分钟。同样，逆时针旋转揉动3～5分钟。

擦胁：以两手小鱼际部位紧贴两侧胁部，前后来回擦动，动作应快速有劲，至皮肤擦热为止。

擦腹：以两手小鱼际部位紧贴脐旁天枢穴（脐旁6.67厘米，与脐处于同一水平线上），上下往返擦动，直到局部肌肤发热为止。背腹按摩可调整乙肝患者肝脏代谢功能，减少脂肪在肝组织细胞内的贮积。具体方法如下：

①取俯卧位，施术者坐于患者的一侧，以大拇指沿着患者背部膀胱经，先自肝俞穴起，推至肾俞穴止；然后再从肾俞穴返回肝俞穴，如此往返3～5次。手法移动宜缓慢，力度应适中。

②呈仰卧位，用手掌轻揉自己的右胁部及上腹部，持续10分钟左右。

③呈仰卧位，用大拇指揉血海、足三里、三阴交穴，每个穴位持续按揉36下。

④取坐位，用大拇指揉天宗、内关穴，各持续数36下。

⑤取坐位，施术者立于患者的身后，以单手拇指沿患者右侧肩胛骨，自内端推向外端，然后沿右侧肩胛骨内侧缘的内方，自肩胛骨的内上角起，推自肩胛骨的下角处。推法应缓慢进行，每分钟不超过18次，持续数十下。最后拿肩井穴，左手拿右侧，右手拿左侧。当右手做拿法时，左手放松；左手做拿法时，右手放松。如此一拿一放，持续18～36次。足部按摩取足外侧、足心及足趾间底部，用单食指按压，拇指搓揉各81次。

推拿辅助法

推拿疗法是用手在人体皮肤、肌肉、穴位上施行各种手法，达到保健、治病的目的。可以由他人推拿，也可以自我推拿。应用推拿防病治病、健身益寿，在中国已有悠久的历史，几千年来一直受到中国医学家及养生学家的高度重视。

临床实践及其他动物实验表明，推拿具有抗炎、退热、提高免疫力的作用，可增强人体的抗病能力。按摩能够疏通经络，使气血周流，保持机体的阴阳平衡，所以按摩后可感到肌肉放松、关节灵活，使人精神振奋、消除疲劳，对保证身体健康有重要作用。

现代医学研究结果表明，推拿能够加快伤口愈合，减轻疼痛，增强免疫系统功能，并具有减轻紧张、抑郁、饮食紊乱等功效。那么，推拿是怎样发挥这些作用的呢？美国学者认为，推拿按摩能有效地降低引起紧张的激素和肾上腺素，而这两种物质具有削弱免疫系统功能的作用。推拿、按摩还能增加人体内啡肽的产生，增进血液循环，激活淋巴系统和副交感神经的反应。淋巴系统和副交感神经都具有修复细胞、促进愈合的作用。

1. 胸腹推拿法

被推拿者取仰卧位，医者站在其一侧施术。具体推拿方法步骤如下：

①用拇指顺序点按胸部的膻中、乳根穴及腹部的上脘、中脘、下脘、天枢、气海、关元等穴。每穴点按30秒，重复3遍。

②用双手拇指贴于胸前，其余四指贴于两腋下，相对用力提拿胸部肌肉，提拿一下，放松一下，同时由内向外移动，重复3遍。

③用双手拇指从膻中穴向两侧乳中穴分推，并沿肋间继续向外平推至胸侧，然后向下移一个肋间隙，再从胸中线开始沿肋间向外分推至胸侧，循序而下。到腹部时改用手掌分推，也是从腹中线向两侧分推，自上而下进行，最下至关元穴，重复3遍。

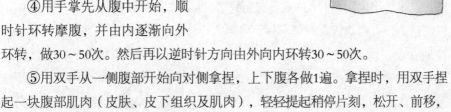

④用手掌先从腹中开始，顺时针环转摩腹，并由内逐渐向外环转，做30~50次。然后再以逆时针方向由外向内环转30~50次。

⑤用双手从一侧腹部开始向对侧拿捏，上下腹各做1遍。拿捏时，用双手捏起一块腹部肌肉（皮肤、皮下组织及肌肉），轻轻提起稍停片刻，松开、前移，再拿捏起另一块，放松再做，重复3遍。

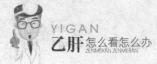

⑥从腹中线向两侧分推，由腹上向腹下区依次分推，重复3遍。以上方法有宽胸理气、消食化积、调和脾胃之功效，对胸闷不适、腹胀、腹痛、胃肠功能紊乱等病症有治疗作用。

2. 脚心推拿法

中医经络学说认为人体的五脏六腑在脚掌上都有相应的投影。经常搓脚心，能防治局部及全身的许多疾病。大脚趾是足厥阴肝经、足太阴脾经两经的通路，可疏肝健脾、增进食欲、治疗肝脾肿大；第四趾属足少阳胆经，能防便秘；小趾属足太阳膀胱经，能治疗小儿遗尿症、矫正妇女子宫体位；足心是足少阴肾经涌泉穴所在，能治体虚肾亏。医学研究表明，足掌上有通往全身的穴位，刺激脚掌能使末梢神经兴奋，激活神经和内分泌的功能，而且下肢与头都会感到轻快，记忆力得到提高。常搓脚心使脚部的血管扩张、血流量增加，能改善局部的营养状况，并增强全身血管内皮的弹性，对大脑产生良性刺激，适用于伴有头晕、头痛、失眠、多梦的患者。

脚心的推拿方法：每天早晨或睡觉以前，先用热水洗脚，然后脚心向内，先左右来回推拿，再前后推拿，最后转圈推拿，直至局部发热，感到舒适为度。

3. 小腹推拿法

此法可自行推拿，先让腹肌放松，用双手掌面贴于两侧小腹部位，按顺、逆时针方向尽量用力做上下回旋推拿，使腹部感到温热，并让热量逐渐散发。每次持续操作10分钟左右，每日坚持早、晚各1次。推拿腹部能使心血流通，并且通过经络的传导作用。反射性刺激腹部天枢、大横、腹结等穴，增加腹肌及肠道平滑肌的血流量，增强胃肠内壁肌的张力及淋巴功能，使胃肠等脏器的分泌活跃，从而加强对食物的消化、吸收和促进排泄。此法主要适用于便秘患者。

4. 命门推拿法

推拿命门（第2腰椎棘突下），是一种简单易行、效果显著的养生保健方法。在早晨起床和晚上入睡前各进行1次。推拿时采用顺时针方向，手法适中，以舒适为度。每次推拿时间不拘，可因人而异，如身体状况较差者，可以间歇式地推拿，也可由他人协助完成，但均要推拿至命门穴有温热感为宜。中医学认为："命门为元气之根，五脏之阴气非此不能滋，五脏之阳气非此不能发。"因此，对命门穴位的推拿，可以有效地促进人体血液循环，调节心肾功能，对各脏腑组织起温煦、生化、濡润、滋养的作用，并增强全身免疫功能，达到养生保健的目的。

5. 背撼推拿法

人的背部现在已知有200多个穴位，应当充分发挥其作用。背撼疗法，是借用大树或墙壁，行自我推拿背部，刺激末梢神经和穴位，促进经络畅通和血液循环，进而增强新陈代谢，以达祛病健身效果。这是一种简便易行，安全有效的穴位推拿疗法。具体方法可任选粗壮的大树（松、柏、杨、柳、槐均可）一棵，或凹凸不平的砖砌墙一堵。背靠树干（或墙）站立，后背离树干（或墙）约5厘米，全身放松，两臂下垂，舌抵上腭，双唇自然合拢，排除杂念，思想集中，用背部碰撞树干（或墙），约1秒碰撞一下，随碰撞节奏自然呼吸。碰撞顺序可自背部上方由脊中—左背—右背，再换成背部下方由中—左—右的顺序碰撞，整个背部争取全都碰撞到。早、晚各1次，如此持之以恒地治疗下去，对祛病健身有显效。

6. 足部推拿法

①按压足三里穴：以拇指或食指端部按压双侧足三里穴。指端附着皮肤不动，由轻渐重，连续均匀地用力按压。此法能舒肝理气、通经止痛、强身定神。

②揉肝炎穴：下肢膝关节屈曲外展，拇指伸直，其余四指紧握踝部助力，拇指腹于内踝上2寸之"肝炎穴"处进行圆形揉动。此法可疏通经络，补虚泻实，行气止痛。

7. 颈部推拿法

坐位，头略前倾，拇指和食指相对用力。捏起大椎穴处皮肤，做间断捏揉动作。此法能疏通经络，祛风散寒，扶正祛邪。

8. 手部推拿法

以一手拇、食指相对分别按压内关、外关穴位，用力均匀，持续5分钟，使局部有酸重感，有时可向指端放射。此法能通经脉、调血气，气调则可治疗低热。

揉捏耳部疗法

在人体的耳朵上有非常多的穴位，经常揉捏耳朵可以减轻肝病给身体所带

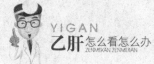
来的不舒适，使人神清气爽、精神振奋、消除疲劳。因此，有时间可以经常揉拉耳朵，对身体大有裨益。

以掌心摩擦耳郭正反面，然后，用拇、食指上下摩擦耳朵边缘，以上均按摩十余次为宜，方法简单，但对于缓解乙肝患者的颈、肩、腰、腿痛等有很好的疗效。提拉耳朵也是一种有效的按摩方法，用拇、食指先向上提拉耳顶端，再用拇指、食指夹捏耳垂部向下揪拉，并且摩擦耳垂，此种方法可对情绪急躁的肝病患者起到镇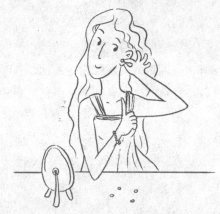静、清脑的作用，另外，还能缓解肝病带来的头晕、眼花、黄褐斑等症状。

用食指指腹自耳部三角窝处开始摩擦耳甲艇、耳甲腔穴位，使之发热。此种手法对肝脏也有很好的保健作用。用拇指、食指揉捏耳屏，使其略有痛感，对于防治肝病患者并发头痛、失眠等脑血管症以及感冒都有很好的效果。

因此乙肝患者如果想要寻求在闲暇时间就能保健肝脏的方法，可以试试揉捏你的耳朵。

按摩手部疗法

乙肝患者在接受药物治疗的同时，还应该做好日常的卫生保健工作。利用手部按摩的疗法，能够有效地保护你的肝脏，远离疾病。在人体的手上有300多处穴位，某些穴位直接作用于肝部，因此，时常进行手疗按摩，对肝脏的保健非常有效。

对于胃虚的肝病患者来说，可在饭前半小时，用右手沿顺时针方向轻轻按摩左手掌心。此方法可促进胃液、消化酶的分泌。若在饭后半小时使用此疗法，则可促使胃排空食物，减轻胃的负担。

对于脾虚肝病患者来说，可触摸左手手心面紧靠大拇指指根的部位。力度要轻柔，不宜过大，按顺时针方向摩擦。肝的反射区在右手，逆时针摩擦，力道以轻柔为最佳。此方法对于视力欠佳的患者也很适用。另外，经常擦手背，可使脊柱伸弯自如，脊椎活动更加灵活。

不同的症状可以采用不同的按摩手法，轻松按摩让你在不知不觉中恢复健康。

按摩治乙肝的注意事项

随着按摩这种保健方法的风靡，越来越多的人加入到按摩师这个职业中来。其中不免混入没有接受过专业培训的按摩者。不恰当的按摩手法会对乙肝患者的身体造成非常严重的危害。所以，患者一定要明白关于按摩的知识，以避免被那些以次充好的按摩师所欺骗。

很多患者选择在饱食酒醉时进行按摩，这是非常错误的。因为人体在饱食醉酒后，往往会使血液循环加快，胃蠕动增强，若在此时进行按摩，则会引起呕吐、胸闷等不良反应。那是不是应在空腹的情况下按摩呢？答案也是否定的。空腹按摩会损害胃黏膜，从而诱发胃病，对健康不利。

处于急性期乙肝患者或者患有皮肤病的脂肪肝患者，在传染期内也不能接受按摩，以免造成疾病传播。在长有疖子的部位也不能进行按摩，否则会因为按摩而受到挤压，导致病变扩散，使病情加重。

所以按摩时不可以掉以轻心，一定要在合适的时间对合适的部位去做按摩。

艾灸疗法

艾灸疗法是用艾绒制成的艾炷或艾条，烧灼或熏烤体表穴位或患部，使局部产生温热或轻度灼痛的刺激，以调整人体生理功能，提高身体抗病能力，从而达到防病治病的目的。

艾灸在我国有悠久的历史，早在春秋战国时期已经广泛应用于临床。如《黄帝内经》的《灵枢·官能》篇说："针所不为，灸之所宜。"在医疗实践中，针和灸往往是同时应用的，如唐代孙思邈在《千金要方》中说："若针而

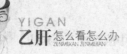

不灸，灸而不针，皆非良医也。"说明针、灸是我国古代同步发展起来的医疗方法，两者在使用中往往同时进行，故又合称"针灸疗法"。

艾灸材料制备，其具体说明如下：

①艾绒。艾叶晒干后，捣舂极细，如纤绒样，除去杂质，放入罐中，密封备用。

②艾炷。将艾绒揉成塔形小体即成艾炷。大小可分为3种，小如粟粒，中如黄豆，大如红枣。

③艾条。以艾绒（或掺入少量芳香温通中药细粉）用桑皮纸卷成条状即成。掺药者称"药条"，不掺药者称"艾条"。具体制法为：取艾绒24克，平铺在长26厘米、宽20厘米、质地柔软疏松而又坚韧的桑皮纸上，卷成直径1.5厘米的圆柱形，越紧越好，然后用胶水或浆糊封口即成。

有了工具，乙肝患者如何施灸呢？

①艾炷灸。艾炷大小根据施灸部位、体质强弱及年龄长幼而定。如在头面和耳尖部以小艾炷为好，四肢及胸背部以大艾炷为好。灸治小儿，艾炷宜小；灸治大人，艾炷宜大。艾炷太小，艾火之气不能深达脏腑经络之间，会影响疗效。施灸壮数的多少，是由疾病的寒热虚实决定的。一般灸3～5壮，亦可灸数十壮。

首先是直接灸，将艾炷直接放在穴位上烧灼，称为"直接灸"。一般用小艾炷。根据烧灼程度的不同，又可分为瘢痕灸、无瘢痕灸两种。瘢痕灸是用小艾炷放在穴位上燃烧，待整个艾炷燃烧完毕，然后再立即在此穴位另换一个艾炷点燃。此法能使局部皮肤烧伤起疱，化脓结疤，故又称"化脓灸"。一般在6周左右施行1次，这对某些顽固性疾病有一定疗效。但此法操作麻烦，且有一定痛苦，故很少使用。无瘢痕灸是用中等艾炷放在穴位上点燃，待艾炷烧剩至1/2或1/4时，患者感到舒适而稍有灼热，除去未燃尽的艾炷，这称作"一壮"。然后另换一艾炷，仍在原穴位上点燃，如上法进行。每换一艾炷，即增加一壮。此法无痛苦，是常用灸法，适用于体质较弱者和慢性疾病患者。

其次是间接灸，亦称"隔物灸"，即在施灸皮肤与艾炷之间加一层物质垫衬，使艾炷不直接与皮肤接触，仅有热的传导。常用的有以下几种：

隔姜灸：切1～2mm厚的鲜姜1片，用针扎数十个孔，平放在施灸穴位上，姜片上面放置艾炷，点燃。一炷燃尽，再换一炷，直至局部皮肤红润为止。对

于小儿和皮肤细嫩的病人，可以减少
壮数，以免烧伤皮肤。此法既有艾灸的
温热作用，又有生姜的温经散寒作用。

隔蒜灸：以独头蒜切片代替鲜姜
片，其余操作方法均与隔姜灸同。此
法除灸穴位外，还可在未化脓的肿疡
上施灸。

隔葱灸：将葱白平铺在肚脐上，
上置大艾炷灸之。

隔盐灸：将干净食盐平铺在脐
上，上置大艾炷灸之。

隔附子饼灸：将制附子研成细
面，酒调和作饼，直径约1.5cm，用针扎若干小孔，平铺在穴位上，上置艾炷
灸之。

②艾条灸。应根据患者及病情选择灸法。

首先是温和灸，术者手执点燃的艾条，对准需灸的穴位或患部，一般距离
皮肤1.5～3cm，以病人感到温热而不灼痛、舒适为度。每穴灸3～10分钟，灸到
皮肤产生红晕为止。此为灸法中最常用的一种。

其次是雀啄灸，手持点燃的艾条，对准穴位或患部，如鸟雀啄食状，一起
一落断续施灸。艾火与皮肤一般相距3cm左右，每穴灸3～5分钟。

最后为回旋灸，用点燃的艾条在皮肤上往复盘旋施灸。

治疗乙肝的操作法如下：

①灸天枢、水分、足三里隔姜灸，也可在肚脐上施隔姜灸和隔附子灸，可
控制乙肝病复发。

②灸水分、气分、三焦俞、足三里、三阴交、脾俞、肾俞穴，可治疗肝腹水。

磁疗法

磁穴疗法是用永磁片或磁化的钢珠压敷在一定的穴位上以治疗疾病的方

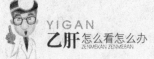

法，简称"磁疗"。磁疗有调和气血、疏通经络、镇惊安神等作用。早在春秋战国时期，就有磁石治病的记载。明代医药学家李时珍在《本草纲目》中详细地记述了磁石的药性、功能及内服外用治疗多种疾病的方法。随着磁生物学的发展，我国医学工作者在传统磁疗的基础上对其加以提高，使其成为新型的磁场疗法。此处仅介绍简单易行、安全可靠的"磁疗"方法。

操作方法具体说明如下：

（1）选穴。根据疾病的不同性质，选择不同的治疗穴位。

（2）体位。患者所取的体位，以患者舒适、术者方便为原则。

（3）选磁。适合家用的有磁片和磁珠两种：

①磁片：磁疗所用的磁片叫做"医用永磁片"，因磁场恒定而得名。这种磁片安全可靠，使用方便，适于家庭使用，可直接到医药医疗器械商店购买，它有大小不同规格，圆形者较常用。体穴一般用直径1cm者，耳穴用直径0.3cm者。水磁片两面平滑或稍凸出。

②磁珠：选用直径1～1.5mm的钢珠5～10个，在磁铁上（有条件者最好是在电磁盘中）磁化。磁珠磁性较弱，作用较缓，对年老体弱者较适宜。

（4）用法。通过选穴，确定患者体位后，再根据情况决定采用磁片还是采用磁珠。

①敷磁片法。敷磁穴位（或部位）用75%的酒精棉球消毒，然后将永磁片放在穴位上，用胶布固定。也可根据病变部位或腧穴位置将磁片缝在内衣上、帽子里或布带上，还有的做成手表式，戴在手腕上。磁片放置除单片放置外，还可用两片或两片以上同时放置，分作并置法（两片以上磁片并列在一起，间隔大于磁片的直径）、对置法（两片磁片放置在内外关、指关节两侧、耳郭两侧等较薄部位）两种。磁片分南北极（用标有南北极的长条磁铁可确定），放置时可任选一极接触皮肤，用对置法时要南北极互吸，敷磁过程中一般不来回翻转使用。敷磁时间可昼夜连续贴敷，每3～7天复查一次，根据病情调整穴位或部位，增减磁片或磁场强度。在治疗过程中，要避免磁片震击、火烤或接近钢铁类物品，以免减弱磁性。磁片使用前要用酒精擦拭，用后先用汽油擦净上面的胶膏，再用酒精浸泡，最后按磁场强度分别保管。

②压磁珠法。将磁珠压在选定的穴位上，每穴1个，先做按压刺激，最后用胶布贴敷固定，使腧穴能够保持较长时间的钝性刺激。每压1次，保留3天。取

下后休息3天，如疾病未愈，可再压敷。再压敷时可用原来穴位，也可重新选取治疗穴位。

（5）治疗法。慢性肝炎肝区疼痛：取章门、肝俞、阿是穴，或在双肩胛骨内缘处寻找反应点（此反应点多在肩胛骨内缘中下1/3处，压之有痛或酸胀感）用敷磁片法。此法可作辅助疗法，对肝区疼痛有一定的疗效。此方法简便，易于推广。

平衡疗法治疗急性乙肝

医生常常根据急性乙肝的症状，区别是黄疸型还是无黄疸型。临床上无黄疸型居多，在中医辨证上归纳为以下几个类型：

1. 热毒湿郁，热重于湿型

本症多为急性期甲型肝炎，但在乙肝中也常见，属中医阳黄范围。主症可见：全身面目、皮肤俱黄如橘色，发病迅速，烦热、口干苦、腹胀、便秘、小便黄赤、舌苔黄腻、脉弦细或弦滑。以清热解毒、化湿法治之。方药选用茵陈蒿汤合栀子柏皮汤加减。常用药有茵陈、栀子、夏枯草、蒲公英、垂盆草、车前草、大黄、黄柏、黄芩、田基黄、虎杖等。恶心呕吐加化橘红、制半夏、柿蒂、淡竹茹等；热盛心烦加黄连、竹叶、生石膏等；寒热往来，邪入少阳加柴胡、青蒿等；热郁口腻加藿香、佩兰、砂仁等。

2. 湿热蕴伏，湿重于热型

本症为甲、乙型肝炎的急性期，黄疸可有可无，如出现黄疸也属"阳黄"范围，乙肝大多无黄疸。主症可见：胸闷腹胀，纳呆口腻或恶心呕吐、大便稀溏，有的出现面目俱黄，色鲜明，小便深黄。无黄疸时主要反应在腹胀、恶心呕吐、疲倦乏力或有低热、舌苔白腻或淡黄腻，脉濡数或濡滑。以清热解毒、运脾化湿法治之。方药以茵陈蒿汤合茵陈胃苓汤加减，常用药有茵陈、茯苓、猪苓、苍术、川朴、砂仁、陈皮、垂盆草、蒲公英、车前子、黄芩、泽泻、生薏苡仁、虎杖等。有恶寒发热头痛者可加防风、苏叶、白蒺藜等；有寒热往来者加柴胡、青蒿等；有胃气上逆、呕吐者加半夏、藿香、砂仁、蔻仁、生姜、川朴等。

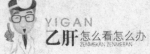
3. 湿阻中焦、脾失健运型

乙肝患者居多，一般无黄疸出现，病情易迁延至慢性。其症可见：倦怠乏力，腹胀纳少，口腻、厌油腻、恶心呕吐，大便稀溏或有轻度腹泻，舌苔白腻或薄黄腻，脉弦细或濡缓。以清热解毒、化湿健脾法治之。方药以香砂平胃散加减，常用药有苍术、川朴、茯苓、泽泻、陈皮、神曲、谷麦芽、蒲公英、猪苓、黄芪、丹参、白术等。有呕吐加制半夏、砂仁、柿蒂、浙贝母等；有湿热口干、尿黄加茵陈、金钱草、黄芩、虎杖、滑石等；脾虚严重者加党参、怀山药、白术、薏苡仁等。

4. 肝郁气滞型

在肝炎恢复期尤其乙肝的急性和慢性及恢复期，均可见此症。其症可见：胁肋隐痛、胀痛、胸闷不舒、纳差、嗳气，有时因情志影响而加重，舌苔薄白或薄黄，脉弦或细滑。以疏肝理气法治之。方药以柴胡疏肝饮或逍遥散加减，常用药有柴胡、白术、元胡、枳壳、制香附、郁金、青陈皮等。有肝郁化火者加丹皮、栀子、黄芩、垂盆草、夏枯草等；有肝脾不和、腹痛腹泻者加白术、茯苓、防风、白扁豆；有胁痛如针刺样者加丹参、桃仁、红花等。

平衡疗法治疗慢性乙肝

中医讲究的是阴阳协调，内外相通，所以中医对于平衡疗法治乙肝的方式极为重视，认为是治疗乙肝的良方，慢性乙肝主要分为以下几种类型：

1. 气滞湿郁、肝脾失调型

本症为慢性病毒性肝炎消化功能紊乱所引起的一系列肠胃道病变，中医学称之为胁痛、症积、血症等范畴。其主症可见腹

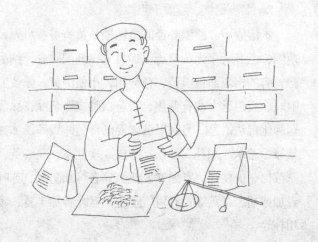

胀、闷胀或纳少、恶心呕吐、肢体困倦、疲乏无力、精神不振、脉弦或脉濡。苔薄白，为肝郁气滞较重；脉濡苔厚腻为湿困脾运为主。以疏肝运脾法治之。方药选用四逆散加减，常用药有郁金、茯苓、白术、柴胡、枳实、香附、元胡、川楝子等。以化湿健脾为主，方药选用参苓白术散加减。常用药如茯苓、白术、山药、白扁豆、制半夏、茵陈、陈皮、厚朴、砂仁等。如肝区痛甚者加莪术、当归、红花等；腹胀甚者加大腹皮、广木香；气虚明显的加黄芪、党参等。

2. 肝郁气滞、肝气犯胃型

由于肝气犯胃，使脾胃气机失调，胃气不降反而上逆。其主症可见两胁隐痛、嗳气吞酸。以泄肝和胃法治之。方药选用左金丸合金铃子散加减。常用药有柴胡、川楝子、元胡、川连、蔻仁、陈皮、郁金、白术等。如呕吐者加姜半夏、竹茹、柿蒂；湿重者加藿香、佩兰、川朴等。

3. 脾肾两虚型

多因慢性病毒性肝炎迁延日久使体质虚弱，以致脾肾两虚。其主症可见面色萎黄、肢体水肿、疲倦无力、纳谷不香、腹胀、便溏、腰膝酸软或疼痛、苔薄白、舌淡胖有齿痕、脉弦细或细软。以脾肾双补法治之。方药选用左归丸合右归丸加减，常用药有党参、黄芪、栀子、怀山药、熟地黄、菟丝子、牛膝、杜仲、山茱萸等。如有肝区疼痛加木瓜、郁金、川楝子等；脾虚泄泻加诃子、薏苡仁等；滑精遗精加芡实、龙骨、牡蛎、金樱子等。

4. 肝气郁结、阴虚火旺型

一般为慢肝虚火重伤津者。主症可见头昏眩晕、眼花耳鸣、心烦少寐、手足心发热、胁痛且热灼感，有时鼻衄或牙龈出血或有皮肤紫斑、口苦、舌红苔少或无苔、脉弦带数。以养阴柔肝法治之。方药选用一贯煎加减，常用药有当归、生地黄、白术、北沙参、麦冬、栀子、丹参、川楝子、制首乌、女贞子、墨旱莲等。失眠者加酸枣仁、五味子、龙牡、川连、合欢皮等；头眩耳鸣严重者加紫河车、潼蒺藜、天麻、夏枯草等；盗汗者加浮小麦、煅龙牡、金樱子等；肝火亢盛者加龙胆草、焦山枝、鲜垂盆草等。

5. 气滞血瘀型

一般为慢性乙肝反复迁延、病程较长而至气机不畅、瘀血留阻。其主症可见肝胁疼痛或刺痛、痛有定处，胁下症积明显，经常出现鼻、牙龈出血，皮肤出现蜘蛛痣和紫斑，面色晦暗，舌质紫红，苔薄黄或无苔，脉弦迟或涩等。以活血化瘀法治之。方药选用当归活血散加减，常用药有当归、生地黄、党参、白术、红花、桃仁、三棱、莪术、郁金等。气虚加黄芪、党参、白术等；肝区痛甚加炮山甲、川楝子等；症积坚硬者加鳖甲、牡蛎、地鳖虫等。

中医药草，也可治疗乙肝

中医在中国的历史源远流长，无论世界再怎么变迁，中医都是不会被忘却的一部分。下面的这些中草药更是积聚了众位中医世家的智慧，用以帮助乙肝患者祛除病痛。

1. 当归保肝

当归味辛，性温，具有补血活血、调经止痛、润肠通便等功效。临床用于贫血、月经失调、崩漏、闭经、经期腹痛、产后腹痛、肠燥便秘、跌打损伤及血栓闭塞性脉管炎等。现代研究表明，当归对D-氨基半乳糖所致的急性乙肝损害有防治作用，表现在对肝细胞膜、肝线粒体、肝细胞核等的损害及肝糖原的降低均有保护作用。还有学者就当归对体外培养肝细胞合成蛋白质的影响问题进行研究，结果表明，当归对体外培养肝细胞DNA、RNA的合成具有促进作用。当归能促进肝细胞合成蛋白质，为活血化瘀类中药治疗慢性肝炎、肝硬化提供了科学依据。

经临床研究表明，当归还可提高慢性肝病的红细胞、血小板及血浆蛋白水平，当归丸治疗病毒性肝炎的作用以虚证类型的疗效较好，对肝胆湿热型的疗效较差。

临床用当归片单味剂、复方剂治疗肝病有较多的报道。

如有人用当归片治疗迁延性肝炎和慢性肝炎、肝硬化83例，各型有效率分别为84.4%、79.1%、73.6%；另一组38例慢性活动性肝炎经当归片治疗后，总有效率达93.9%。对脂肪肝、长期絮浊不正常者，以及提升血浆蛋白、血小板等均有一定疗效。另外，有人用单味当归注射液做穴位注射（足三里、章门、期门、长强等），配合治疗重症肝炎，或降酶、降絮，均取得了较好的疗效。

当归用量一般为每次5～10g或遵医嘱，孕妇慎用。

2. 冬虫夏草保肝

冬虫夏草性温，味甘，归肾、肺经，具有益肾补肺、止咳化痰的功效，适用于久咳虚喘、劳嗽痰血、阳痿、遗精、腰膝酸软、自汗盗汗、病后体虚等症。近代临床用于慢性肝炎伴身体虚弱者的防治。

有关中医类科技杂志显示，采用让患者口服每粒含菌丝0.25g的冬虫夏草胶囊，每次5粒，每日3次，3个月为一个疗程，治疗肝炎53例（包括肝硬化11例）。结果表明，本品能改善肝功能，有效率为78.56%，对HBsAg阴转有一定作用；能明显提高患者血浆白蛋白，对免疫球蛋白有双向调节作用。

有关研究证实，虫草菌丝治疗慢性活动性肝炎、肝硬化的确有提高血清白蛋白、抑制球蛋白的作用，对异常免疫紊乱有双向调节作用，同时可改善肝功能。一组31例肝硬化治疗结果显示，16例腹水消失；6例腹水明显减少；9例血浆蛋白上升、γ-球蛋白下降。245例慢性乙型肝炎治疗后观察，有效率为80%以上，乙型肝炎表面抗原阴转率达到55.6%，明显优于对照组。冬虫夏草用量一般为每次5～10g，肺热咯血患者忌用。

3. 人参保肝

人参性微温，味甘、微苦，归脾、肺经，具有补气救脱、补益脾肺、生津止渴、安神益智等功效，适用于体虚欲脱、肢冷脉微、脾虚少食、肺虚喘咳、津伤口渴、内热消渴、久病虚羸、惊悸失眠、阳痿宫冷等症。

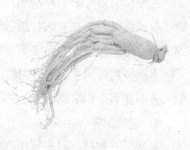

现代药理研究表明，人参对高级神经活动有某种特异作用。根据对动物脑电图及条件反射的研究，人参主要是加强大脑皮质的兴奋过程，同时也能加强抑制过程，改善神经活动。人参具有增强机体对各种有害刺激的防御能力。

现代研究表明，人参果皂苷对四氯化碳引起家兔血清氨基转移酶升高有下降作用，对硫代乙酰氨、半乳糖胺所致的肝损伤模型均有抑制肝损害的作用。通过红参与白参的作用比较，证明红参比白参有更强的抗病毒活性，人参多糖对血清丙氨酸氨基转移酶（ALT）的复常率为69.7%。实验研究还发现：人参能促进白鼠肝内胆固醇的合成，改善高脂血症，促进胆固醇代谢，升高高密度脂蛋白（HDL），使高脂动物的胆固醇降低。从肝的脂质量及组织学来看，人

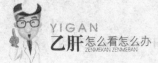

参具有抗脂肪肝的作用。

人参可使动物蛋白质合成加强，食欲增进，体重增加，生长加快，能矫正动物因饥饿而引起的肝DNA减少，促进蛋白质合成。人参还能增加肝脏代谢各种酶的活性，增强肝内的物质代谢。

人参不仅对肝内酶系、脂质、蛋白质代谢有作用，还具有抗肝损伤，加快解毒及增强免疫功能的效果。有关专家还发现，人参多糖可改善慢性肝炎患者的乏力、食欲减退、肝区疼痛、腹胀等症状；经临床观察显示，人参多糖有降低慢性肝炎患者循环免疫复合物、恢复T细胞功能的作用。从而提示人参具有调整和改善机体免疫功能，增加机体抗病能力的功效。

用人参多糖提取物治疗114例慢性肝炎，其丙氨酸氨基转移酶下降率为87.4%，复常率为69.7%，对乏力、纳差、腹胀、肝区疼痛等自觉症状有明显的改善作用。韩国汉阳大学采用高丽参粉末5g冲服的方法治疗乙型肝炎34例，观察到丙氨酸氨基转移酶复常较对照组早2～3周，碱性磷酸酶（AKP）复常先于对照组6～8周。

人参作为最重要的补益药，其滋补功效是多方面的，如补气救脱、补益脾肺、安神益智等，在肝病特别是慢性肝病中的应用范围也十分广泛，如症见脾虚泄泻、倦怠乏力、面色萎黄、畏寒肢冷、免疫功能低下、血清白蛋白下降、下肢水肿等均可用之。人参用量一般为每次3～9g，长期服用每日不宜超过3g。服人参不宜喝茶和吃萝卜，以免影响药力。

4. 党参保肝

党参是一种桔梗科多年生宿根草本植物的根，别名台参、上党人参。含皂苷、微量生物碱、蔗糖、葡萄糖、菊糖、淀粉、黏液及树脂等成分。具有补中益气、养血生津的功效，适用于脾肺虚弱、气血两亏、体倦无力、食少便溏、虚喘咳嗽、内热消渴、久泻脱肛等症。

党参用于肝病的治疗，主要配合黄芪、白术，可治气虚血亏、脾虚湿盛。北京协和医院报道，用党参、黄芪复方剂治疗慢性肝炎51例，总有效率为81.3%。另有报道用党参、山药、白茅根组方治疗肝硬化腹水92例（配合西药利尿药），其中显效51例，好转33例，总有效率达90.21%。党参治疗肝病不仅在降酶退黄方面有较好疗效，在促进蛋白合成、增强免疫功能方面也有显著效果。有报道说患者长时间服用党参，体内肝炎病毒表面抗原转阴率可达

57.7%，抗肝炎病毒表面抗原转阴率为50%。

党参可补中益气，和胃调中，在肝病中应用极为广泛，慢性乙肝之见脾虚腹胀、便溏腹泻、呃逆呕吐、纳呆气短、四肢乏力等均可用之，肝源性糖尿病亦常用之。党参毒性虽小，但对湿热偏盛、氨基转移酶过高的患者，过早使用本药则可导致丙氨酸氨基转移酶长期不降；党参一般用量为每次10～30g。

5. 地黄保肝

生地黄味甘、苦，性寒；熟地黄味甘，性微温。生地黄具有滋阴清热，凉血止血，用于热病烦躁、低热、消渴、吐血、鼻出血、尿血、崩漏；熟地黄滋阴补血，用于贫血头晕、失血气短、月经不调、遗精、虚汗、腰膝酸软等症。

现代研究表明，地黄煎剂对动物中毒性肝炎有保护肝脏、防止肝糖原减少的作用；对肝炎病毒的直接抑制有效率为20%～25%，并可延续肝细胞对皮质醇的代谢，加强肝脏的解毒功能。研究还发现，生地黄有调节机体免疫反应的作用，能增加细胞免疫功能，促进淋巴细胞转化，消除免疫复合物；熟地黄作用于造血细胞，有免疫激发作用，能增强细胞免疫功能，并能改善肝细胞功能，促进蛋白质合成，对提高血清蛋白水平有作用。

研究资料表明：地黄及其提取物有保护肝细胞、防止肝糖原减少、加强肝脏解毒、提高细胞免疫力，以及抗肝炎病毒等作用。

临床有报道用地黄注射液（每支含生药地黄12g，甘草6g）治疗病毒性肝炎54例，10天后显效42例，有效6例，只有6例无效。另一组地黄抗肝炎病毒治疗报道，乙型肝炎e抗原阴转率为64%。有人用生地黄、枸杞子配合化疗治疗晚期肝癌，有明显增强免疫功能、延长患者生存期的作用。

地黄无毒，用量一般为鲜地黄每次12～30g，生地黄每次9～15g，熟地黄每次9～15g。食欲缺乏、大便稀溏者忌服。

6. 甘草保肝

甘草性平，味甘，归脾、胃、心、肺经，具有补中益气、祛痰止咳、缓急止痛、解毒、缓和药性等功效，适用于脾胃虚弱、倦怠乏力、心悸气短、咳嗽痰多、脘腹及四肢挛急、疼痛，痈肿疮毒、缓解药物毒性、烈性。炙甘草补脾益气复脉，用于脾胃虚弱、倦怠乏力、心悸。甘草在中医中草药中使用最为广泛，也是乙肝治疗的常用药。

甘草对小白鼠腹腔吞噬细胞的吞噬功能，因机体状况不同而呈双向作用。

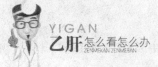
在应激状态机体抵抗力受到损耗时有明显促进作用；但在安静状态下则呈抑制作用。由此可知甘草的补益作用是有条件的，只宜于机体虚弱者，否则反有不利作用。

甘草浸膏口服，对四氯化碳所致的白鼠肝损伤有明显保护作用，可使肝脏的变性和坏死显著减轻，肝糖原恢复，血清丙氨酸氨基转移酶活力显著下降。

有报道认为甘草能促进蛋白合成。甘草对实验性肝损伤有明显保护作用，可使肝脏变性和坏死减轻，肝糖原恢复；一部分抗炎作用是通过甘草所具有的糖皮质激素的作用来实现的。通过抗炎护肝，达到降酶和改善肝功能的目的，临床所有原因所致的肝损害及肝功异常，均可应用甘草。

甘草能使肝脏解毒功能加强，使肝细胞内肝糖原蓄积增加，促进肝内物质代谢。甘草本身所具有的解毒功效在与其他药物配伍时，可缓和其他药物的毒性。

甘草对病毒性肝炎、脂肪肝，特别是药物性肝损害更为常用。生甘草又可用于肝脓疡等化脓性疾病。炙甘草具有补益中气、强健身心的作用，慢性肝病及体质虚弱、纳呆乏力、气短咳嗽、失眠多梦等，可与参芪、白术、茯苓等补益药同用。甘草具有散结作用，肝脾肿大可与其他软坚散结或化痰散结药同用。

据合肥传染病医院统计，用100%的甘草煎剂治疗传染性肝炎35例，尿三胆试验转阴97天；黄疸消退12～9天；肝痛消失7～8天。

有报道，用甘草甜素制剂（甘利欣）治疗149例慢性乙型肝炎，血清丙氨酸氨基转移酶、天冬氨酸氨基转移酶均在4周内明显下降，血清谷氨酰转肽酶也显著下降。日本学者用甘草制剂治疗慢性肝炎122例，用药两个月后经肝活检有明显的组织学改善。

还有报道，经甘草制剂治疗的乙型病毒性肝炎患者，其乙型肝炎e抗原的阴转率可达44.8%～50%，对输血后丙型肝炎的发生有预防作用，且在利胆降酶方面也有较好的作用。甘草用量一般为每次3～6g，为主药可用至9g，煎服。凡入清泻药中宜生用，入补益药中宜炙用。本品甘缓助湿壅气，令人中满食减，故湿盛而胸腹胀满及呕吐者，不宜使用。长时间大量服用，极易引起水钠潴留而致水肿及血压升高、四肢瘫痪和低血钾，临床上称为假性醛固酮增多症。一般日服量不宜超过9g。

7. 何首乌保肝

何首乌性微温，味苦、甘、涩，归肝、肾经，具有补益精血、润肠、解毒、截疟等功效，适用于肝肾不足、精血亏虚之头晕眼花、瘰疬、疮毒、久疟不愈等。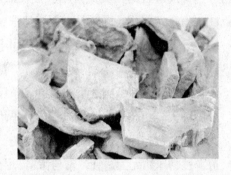

何首乌能减少胆固醇在肠道的吸收，阻止胆固醇在肝内沉积，阻止类脂质在血清滞留或渗透到动脉内膜，从而有防治动脉粥样硬化的作用，同时可保护肝脏。

何首乌所含蒽醌衍生物有抗菌作用，能促进肠道蠕动而致泻，经炮制后失去泻下作用，而滋补作用增强；尚有肾上腺皮质激素样作用，具有增加实验动物御寒能力的作用。

何首乌可补肾填精，用于慢性肝病，症见腰膝酸软、头晕目眩、失眠多梦、毛发枯焦及肠燥便秘等症候者。实验研究表明，何首乌有较好的抗肝炎病毒作用，可用于治疗肝炎病毒携带者和慢性肝炎患者。

何首乌一般用量为每次10～15g，煎服。

8. 黄芪保肝

黄芪性温，味甘，归脾、肺经，具有补气升阳、益卫固表、祛毒生肌、利水退肿等功效。适用于气虚乏力、食少便溏、中气下陷、久泻脱肛、便血崩漏、表虚自汗、气虚水肿、痈疽难溃或久溃不敛、血虚萎黄及内热消渴等。

药理研究表明，黄芪煎剂（32%）每日或隔日喂服0.5ml，连续1～2周，能增加白鼠网状内皮系统的吞噬功能。用碳粒"封闭"白鼠网状内皮系统的恢复过程中，黄芪亦能使其吞噬指数明显提高。

实验表明，以白鼠急性中毒性肝炎为病理模型，测其糖原含量作为判断疗效的标准。给白鼠每日喂服黄芪煎剂（100%）0.4ml，于第8天给予四氯化碳，结果表明黄芪有保护肝脏、防止肝糖原减少的作用。

临床研究表明，黄芪对肝损伤动物的血清丙氨酸氨基转移酶有降低作用。据报道，用黄芪注射液4ml肌内注射治疗慢性肝炎70例，75天为一个疗程。大多数患者用药后精神状态有所好转，肝功能得到改善。

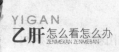
有报道表明，黄芪有增强慢性肝炎患者的细胞免疫功能的作用，对清除HBV有一定作用，同时具有促进体液免疫反应的作用，因此广泛应用于慢性活动性肝炎免疫功能异常者。黄芪适用于慢性肝病，症见中气不足、脾虚泄泻、气短乏力、颜面虚浮、小便清长等。黄芪又有利水之功，常用于脾虚水泛之肝硬化腹水及慢性肝病之下肢水肿。黄芪具有较好的健脾磨积功效，临床上对于肝脾肿大、四肢消瘦、气血亏虚、不耐攻伐者均可用健脾磨积法治之；黄芪作为君药，常与泽兰、鸡内金、蛤壳粉、鳖甲等同用。黄芪有较强降糖作用，对肝源性糖尿病尤为适宜，常与黄精、山药、石斛等同用。

近年来，黄芪及其制剂常用于肝病的治疗，尤其在乙型肝炎方面，使用更为广泛。有报道，用单味黄芪注射液4ml肌内注射，每日1次，30天为一个疗程，治疗乙型肝炎（肝炎病毒e抗原阳性）患者307例，结果肝炎病毒e抗原阴转97例；用黄芪注射液4ml肌内注射治疗慢性乙型肝炎81例，疗程2~5个月，总有效率为85.7%。有人在慢性肝炎治疗中使用黄芪，可观察到淋巴母细胞转化率升高，并具有诱生干扰素的作用。另一组45例慢性肝炎，经黄芪治疗后，肝功能改善率达80.7%，降酶率达91.6%，肝、脾回缩率分别为69.5%、46.1%，乙型肝炎表面抗原阴转率为81.9%。

另外，黄芪在改善肝内微循环、促进白蛋白合成方面均有较好的作用，是我国治疗肝病特有的手段。

目前，各地区对黄芪的研究和实践尚在深入进行中，它的功效可能还会更好些，相信黄芪对肝病的治疗将会发挥更为广泛的效能。

黄芪一般用量为每次10~15g，大剂量可用至30~60g，煎服。补气升阳宜炙用，其他多生用。本品功偏温补，易于助火，故凡表实邪盛、气滞湿阻、食积内停、阴虚阳亢、痈疽初起或溃后热毒尚盛等，均不宜用。

9. 白术保肝

白术性温，味甘、苦，归脾、胃经，具有补气健脾、燥湿利水、固表止汗、安胎等功效。适用于脾胃气弱、不思饮食、倦怠少气、虚胀、泄泻、痰饮、水肿、黄疸、湿痹、头晕、自汗、小便不利、胎气不安等症。

健康人服用煎剂（1:20），每次一汤匙，每日3次，4天后凝血酶原时间及凝血时间均显著延长，停药后10天，上述指标恢复到给药前水平。白术有血管扩张作用，对心脏呈抑制作用，剂量过大时可致停搏。体外试验表明，白术挥发油对食管癌细胞有明显抑制作用。白术煎剂口服，对白鼠有保护肝脏和防止四氯化碳引起的肝糖原减少的作用。

白术有很好的保护肝细胞的作用，对各型肝炎引起的丙氨酸氨基转移酶升高均有较好的促降作用，临床广泛应用于病毒性肝炎、酒精性肝炎、脂肪肝及药物性肝损害丙氨酸氨基转移酶升高者。白术健脾利水且作用较强，适应于肝硬化腹水之脾虚湿盛者，当与茯苓、黄芪、猪苓、车前子等同用。

国内资料报道，白术及其提取物对急慢性肝炎、肝硬化，以及恶性肿瘤均有较好的疗效。以白术、柴胡为主的复方制剂，治疗乙型病毒性肝炎110例，总有效率为92.86%；据相关报道，将白术、太子参、白茅根、车前子组方，治疗37例肝硬化腹水患者，临床治愈22例（腹水消失、血浆蛋白比值倒置纠正、肝功能改善、自觉症状消失），好转12例，总有效率为90%。另有报道，以白术、党参配合清热解毒、软坚散结药品治疗晚期肝癌132例，存活1年以上者42例，与对照组相比，有显著的差异性。

单用大剂量白术在利水、纠正血浆蛋白比值倒置、调节水及电解质平衡方面均有明显效果，为肝硬化腹水治疗之上品。

白术一般用量为每次5～15g，煎服。燥湿利水、固表止汗宜生用，补气健脾宜炒用，健脾止泻宜炒焦或土炒用。本品苦燥伤阴，只适用于中焦有湿之证，对于阴虚内热或津亏燥渴者，则不宜使用。

10. 连翘保肝

连翘味苦，性微寒，具有清热解毒、散结消肿的作用。临床用于风热感冒、咽喉肿痛、瘰疬、急性肾炎、病毒性肝炎等。

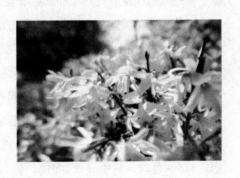

现代研究表明，连翘有良好的护肝功效，可以明显减轻四氯化碳所致的肝脏变性和坏死，对急性肝损伤具有治疗作用，并能使肝细胞内蓄积的肝糖原、核糖核酸大部分恢复和接近正常，血清丙氨酸氨基转移酶活力明显下降。

有资料报道，专家用连翘丸治疗急性黄疸型及无黄疸型肝炎，取得满意疗效，多数患者服药1周即在降酶退黄方面取得显效，食欲增加，精神良好。

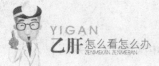

此外，将其用于治疗湿热型急性肝炎，也有显著疗效。连翘用量一般每次为10～15g。

11. 板蓝根保肝

板蓝根为十字花科大青叶属植物菘蓝的根。其味苦，性寒，具有清热解毒、凉血的功效。临床用于病毒性肝炎、流行性腮腺炎、急性扁桃体炎、各种化脓性感染、流感、白喉、流行性脑脊髓炎等病。现代研究表明，板蓝根有良好的抗菌、抗病毒作用。

据相关资料介绍，板蓝根对各种肝病均有较好疗效。有人报道，用单味板蓝根治疗乙型肝炎表面抗原（HBsAg）阳性患者49例，疗程3个月，结果乙型肝炎表面抗原阴转率高达64％。板蓝根注射液治疗急性黄疸型肝炎511例，其显效率为93.7％。原白求恩医科大学用本品的复方制剂（板蓝根、茵陈、龙胆草）治疗传染性肝炎54例，肝功能复常率达到92％。

板蓝根用量一般每次为10～30g。板蓝根可内服外用，一般情况下安全无毒，但其注射剂长期应用有累积的不良反应，常有消化道出血、面部发绀、呼吸困难、出现荨麻疹等变态反应，因此使用中应高度注意。

12. 山豆根保肝

山豆根为豆科灌木植物越南槐的根及茎，又称广豆根。其味苦，性寒，具有清热解毒、消肿止痛等作用。临床用于咽喉肿痛、急性扁桃体炎、牙龈肿痛、痈疮等病症及肝经热毒引起的肝炎。

现代研究表明，山豆根对肝损伤动物血清的丙氨酸氨基转移酶有降低作用。另据慢性肝损害动物实验，山豆根能减轻肝损害，可修复坏死组织，能使肝糖原含量增加；并能预防和治疗慢性肝损伤纤维化形成；对慢性肝炎的肝细胞变性、坏死，肝炎细胞浸润及淤胆有改善作用；对肝炎病毒有直接抑制作用；还能改善机体免疫功能，通过提高细胞免疫功能从而清除病毒。据报道，有学者用山豆根注射液，每次2ml，进行肌内注射，治疗慢性活动性肝炎442例，378例有效，其中显效209例，总有效率达91.8％。一般2～4周，血清丙氨酸氨基转移酶即可恢复正常，并能提高血清白蛋白，降低球蛋白。天津市某肝病研究所用山豆根制剂（肝炎灵）治疗慢性肝炎42例，结果大部分脱氧核糖核酸多聚酶（DNAP）、乙型肝炎病毒脱氧核糖核酸（HBV-DNA）、乙型肝炎e抗原均阴转。有报道，用肝炎灵注射液治疗慢性活动性肝炎25例，显效率达到

83%。广西5家医院综合50例慢性活动性肝炎临床治疗报道，结果总有效率高达91.79%，特别是在降酶、乙型肝炎e抗原阴转方面效果更佳。

山豆根用量一般每次为6~15g，因本品苦寒，脾胃虚寒者慎用。

13. 垂盆草保肝

垂盆草为景天科植物垂盆草的新鲜或干燥全草，又称半枝莲、石指甲。其味甘淡、微酸，性凉，具有清热解毒、利湿、消肿排脓等作用。临床用于咽喉肿痛、口腔溃疡、痢疾、急慢性病毒性肝炎等；外用治烧伤、痈疮疖肿、毒蛇咬伤。

现代药理研究表明，垂盆草对四氯化碳引起的肝损伤有明显的保护作用，可明显降低血清丙氨酸氨基转移酶，减轻肝纤维化程度。研究还发现，垂盆草总氨基酸是降低氨基转移酶的主要活性物质，其生物碱对降低丙氨酸氨基转移酶、控制肝炎病情发展有效。

根据上海市中医研究所报道，本品对急慢性肝病均有良效，研究者用鲜垂盆草250g或干品30g为每日量，煎服，治疗急性肝炎患者1254例，血清丙氨酸氨基转移酶的复常率为73.6%，下降率14.8%。有专家用垂盆草提取物制成片剂（每片含生药垂盆草苷8mg），日服9片，治疗慢性肝炎194例，2个月内氨基转移酶恢复正常162例。垂盆草在肝病治疗中，退黄降酶效果显著，但对白蛋白与球蛋白的比值倒置（A／G）、乙型肝炎表面抗原阴转无明显作用。

垂盆草用量一般为湿品30~60g，干品10~30g。本品无不良反应。

14. 黄芩保肝

黄芩为唇形科植物黄芩的干燥根。其味苦，性寒，具有清热燥湿、解毒泻火、止血、安胎等作用。

现代研究表明，黄芩具有保肝、解毒及利胆功能。用黄芩煎剂、黄芩水与醇提取物及黄芩苷，给动物静脉注射可显著增加胆汁的分泌，有利胆作用。对家兔总胆管结扎所致的血胆红素含量升高，黄芩苷可使之下降。黄芩对肝内过氧化脂质（LPO）的形成有抑制作用，对过氧化脂质所致的实验性肝损害，黄芩苷可抑制血清中天冬氨酸氨基转移酶（AST）和丙氨酸氨基转移酶（ALT）升高。黄芩酮对酒精所致的脂肪肝、高脂血症及肝损害均具有改善作用。

据报道，河北省二院等14家医院，用黄芩针剂、片剂治疗100例迁延性肝炎、141例慢性肝炎有效率分别为56.8%、72.2%，其中用黄芩苷治疗的疑难杂

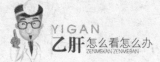

症109例，显效率为48.4％。有学者报道，应用黄芩苷治疗传染性肝炎效果显著，70例中达到临床痊愈的占97.2％；对急性黄疸型及无黄疸型肝炎、慢性活动性肝炎均有较好的效果，15天内丙氨酸氨基转移酶复常率为72.5％。常州某医院，用黄芩苷治疗急性肝炎133例，15天内临床治愈率达60.9％。另外，黄芩苷对急性胆道感染、胆道蛔虫症合并胆囊炎、胆管炎、急性胰腺炎、胆囊炎合并胆石症、肝硬化合并胆道炎、胆道炎并发肝脓肿的治疗，均有一定的疗效。

黄芩用量一般15天为6～10g。临床治疗肝病常用的制剂有黄芩苷片、黄芩苷注射液和黄芩素胶囊。

15. 柴胡保肝

柴胡味苦、辛，性微寒，具有解表和里、舒肝解郁、理气调经、升提中气等作用。

现代研究表明，柴胡有良好的护肝降酶功效，柴胡煎剂可治疗四氯化碳导致的大白鼠肝损伤，可使肝细胞变性坏死明显减轻，能促使肝细胞内蓄积的糖原以及核糖核酸含量大部分恢复或接近正常，血清丙氨酸氨基转移酶活力显著下降。经动物实验发现，小柴胡汤对D-半乳糖胺所致的肝损伤有对抗作用，可使肝炎患者的丙氨酸氨基转移酶和天冬氨酸氨基转移酶活性下降，从而表明柴胡有抗肝损伤的作用。现代研究还发现，柴胡能影响肝细胞膜活性，对细胞膜有直接的保护作用。据报道，日本有学者对柴胡皂苷及柴胡制剂进行了大量研究，提示柴胡皂苷有抗炎作用，可促进肝脏蛋白质合成，增加肝糖原，改善高脂血症，预防脂肪肝。此外，实验性肝病的研究中还发现，柴胡有显著抑制纤维增生的作用。

另据报道，用柴胡注射液10～20ml加入5％葡萄糖溶液250～500ml中进行静脉滴注，每日1次，10次为一个疗程。治疗病毒性肝炎141例，其中急性肝炎病例99例，有效率为98.4％；慢性肝炎21例，有效率为100％；对改善症状、回缩肝脾、恢复肝功能及肝炎抗原转阴率均取得较好效果。

柴胡用量一般每次为5～10g。柴胡原属辛凉解表药，之所以被用于治疗肝炎是取其舒肝解郁之功效。柴胡药性辛散，因此，对于肝炎患者，见有舌红无苔，脉细数或弦而有力，辨证属于肝阴亏损或肝阳上亢的患者则应禁用。

16. 五味子保肝

五味子味酸、甘，性温，主要功能为收敛固涩、益气生津、补肾宁心、滋阴补虚，常用于久咳虚喘、遗尿滑精、津亏口渴、久泻久痢、心悸失眠等症。

现代药理研究表明，五味子对肝脏患者血清丙氨酸氨基转移酶有明显的降低作用，其降酶成分存在于乙醇提取物中，而不是水溶性部分。实验证实，五味子的降酶成分对小鼠、大鼠及家兔用四氯化碳、硫代乙酰胺及乙炔雌二醇环戊醚造成的肝损害所致的丙氨酸氨基转移酶升高均有降低作用，同时也能使临床乙型肝炎患者的高丙氨酸氨基转移酶降低。也有实验研究表明，五味子对实验性肝损伤动物确能使丙氨酸氨基转移酶活力下降。研究还发现，五味子对改善全身症状，如食欲缺乏、乏力、失眠等有一定的作用。它还具有保护肝脏和促进肝细胞再生，增强肝脏解毒功能及增强肾上腺皮质功能等作用，从而促使肝脏功能恢复。

研究表明，五味子降酶性能良好，优于其他药物，其分离单体"联苯双酯"是目前最好的降酶药。综合国内报道的5000例五味子治疗病例，总有效率为84%～97.9%；其降酶率高达95%，平均降酶天数为20天左右。在急性病例中，黄疸型较无黄疸型治愈率高。临床应用有五味子粉、五味子糖浆、五仁醇胶囊、复方五味子制剂等。

五味子用量一般为5～10g，个别人服药后有胃灼热感、胃痛、反酸、食减、恶心等不良反应，胃溃疡、精神兴奋、癫痫发作、血压升高者禁用。

17. 三七保肝

三七味甘、微苦，性微温，具有祛瘀止血、消肿定痛等作用。临床用于吐血、鼻出血、外伤出血、跌打肿痛、产后血晕、瘀血腹痛、冠心病、心绞痛。它既能活血，又能止血，但活血作用大于止血作用。近年来，临床常用于治疗病毒性肝炎，且能防治肝硬化的发生和发展。

现代研究表明，三七对实验性急性肝损伤有明显的治疗作用。三七注射液治疗组比四氯化碳组有明显的降低血清丙氨酸氨基转移酶活力的作用。实验表明，三七有明显的利胆功能，对肝细胞的再生也有促进作用。还有实验发现，在白鼠中毒性肝损害的模型上观察，三七总皂苷能促进对化学物质肝损害白鼠肝脏DNA的掺入，说明三七总皂苷对肝脏DNA和蛋白质合成有促进作用。另有研究提出，三七可提高巨噬细胞的吞噬率和吞噬指数，对免疫功能有影响，三七还能激活体液免疫反应。

据有关资料报道，为54例不明原因肝功能损害的患者及肝脏疾病引起丙氨

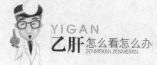
酸氨基转移酶增高的患者，每次口服三七粉1g，每日3次，连服1个月。53例丙氨酸氨基转移酶均见下降，其中7例慢性肝炎患者，血浆蛋白也获改善。应用三七治疗肝病，收效显著，常用的有片剂、粉剂、针剂等多种剂型。南方某市传染病医院用三七注射液治疗难治性慢性肝炎65例，结果总有效率达到80％。还有报道，用三七粉及其制剂治疗淤胆性肝炎、血瘀性慢性肝炎、自身免疫性肝炎及重症肝炎，均收到较好疗效。常用量为3～9g，研粉吞服，每次1～3g。如一次用量超过5g（粉剂），有可能影响心脏传导功能。

三七能养血活血止痛，适用于肝病之气滞血瘀，症见胁下痞块、赤痕纹缕、鼻衄、齿衄及消化道出血。三七有较好的护肝降酶功效，尤以慢性肝损害之丙氨酸氨基转移酶升高者疗效更好，常与清热解毒、活血化瘀之药同用。三七可促使肝脏合成白蛋白，从而调整蛋白的比值，同时兼有降絮浊作用，常与郁金、白术、当归、白芍、熟地黄、枸杞子、黑豆、何首乌、沙苑子等同用。

三七用量一般为5～10g，三七粉1.5～3g或遵医嘱，孕妇忌用。

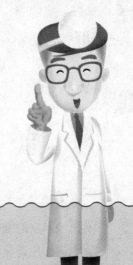

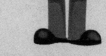

第九章
Chapter 9

乙肝疾病的饮食调养

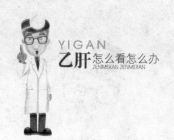

糖类——身体的动力能源

糖类——是人类身体的动力能源，红糖是指没有经过深加工的粗糖，其中含有比较丰富的维生素、铁、矿物质等营养元素。红糖中的硒元素含量是最高的，它的作用是保护肝脏、杀伤癌细胞。并且红糖中所含的铁元素能够补充人体所需的能量。因此，乙肝患者应该经常喝红糖水，可以起到补血暖肝、解除疲劳的功效。

所以，红糖已经不再是女人的专属品，男性也应该适量食用红糖。男性因为工作压力比较大，并且经常需要外出应酬，所以很容易就会导致身体过度疲劳，从而危及肝脏。睡前喝一杯红糖水，不仅可以起到舒缓疲劳、帮助恢复体力的作用，还可以补充每天身体所需的硒、铁等营养元素，从而实现养肝护脾的目的。但需要注意的是，红糖每天的摄入量不可以超过20g，否则就很容易引起血糖升高。

蛋白质——不可或缺的原料

蛋白质作为维持人类生命的基础物质，可以这么说，如果没有蛋白质就没有生命。因此，乙肝患者要想保护肝，在平时的饮食中就要注意多摄入蛋白质。

肝病患者如果体内缺乏蛋白质，而机体为了维持正常的身体运转，就会将肝脏中有限的蛋白质利用起来，使肝脏中的蛋白质快速流失，导致肝脏功能受损。因此保持充足的蛋白质摄入量，是维持肝脏功能正常运转的基础。

另外，营养不良、挑食等都会对肝脏造成损害。因此，患者要时刻注意自身状况，每天按时、按量进食，合理搭配食物，保证蛋白质的摄入量。

乙肝患者由于肝组织结节和纤维化形成以及肝脏硬化失去代偿功能等原因，导致肝功能紊乱，使体内的蛋白质合成功能减退、血浆白蛋白减少，致使

血胶体渗透压降低，因而经常产生水肿或
腹水症状。

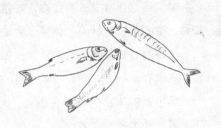

　　所以，乙肝患者应该常吃含有高蛋白
丰富的食物，以提高血浆白蛋白的水平，
减轻水肿与腹水等症状，使肝细胞得到保
护，并促使其恢复和再生。肝硬化患者如
果已经发生腹水和水肿，就更应该增加蛋白质的摄入量，多吃瘦肉、鱼肉和蛋
类食品，每天坚持喝牛奶。另外，糖类能维持肝细胞内的糖原含量，可使其作
用于肝组织的构成和增生，以保护肝脏。肝硬化患者也应该摄入足够的碳水化
合物，以减少蛋白质的消耗，减轻肝脏负担。

　　需要特别注意的是，肝硬化患者在摄入高蛋白的时候，不要摄入过多的脂
肪，以免过多的脂肪在肝脏中堆积，形成脂肪肝。另外，肝病患者还应该补充
维生素，多吃一些蔬菜、水果，少食多餐，养成合理的饮食习惯，既要保证充
足的营养，又不能造成营养过剩。

脂类——最高效的热量

　　乙型肝炎病人在病变活动期，肝功能不好，为了减轻肝脏负担，适当限制
脂肪与蛋白质的摄入量是对的。但绝不是不让吃肉。

　　当病变恢复时，要逐渐增加蛋白质，以满足肝细胞再生的需要，脂肪也
要适当增加，以提供较多的热量。肉类，尤其是猪肉，是蛋白质与脂肪的主要
来源。要合理使用，尤其是原来营养条件不好的病人，进入好转期，则食欲改
善，想吃肉是症状好转的表现，不需要限制吃肉。

维生素——生命的要素

　　维生素是人类生命中不可缺少的要素，所以要经常食用含有大量维生素的
食物。

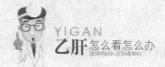

提供富含维生素A的食物，如常喝牛奶，多吃蛋黄、动物肝脏、胡萝卜、韭菜、空心菜、金针菜、苋菜、菠菜、青蒜、小白菜等。

多吃富含B族维生素的食物，如全麦、豆芽、豌豆、花生，新鲜叶基类蔬菜、水果等。

维生素B_2丰富的食物有小米、大豆、酵母、豆瓣酱、绿叶菜、动物肉类、肝、蛋、乳类等，宜多吃。

维生素C丰富的食物有新鲜蔬菜、水果，尤其是棒子椒、青蒜、蒜苗、油菜、野苋菜、山楂等。

由于患上乙肝时胆汁分泌受到阻碍，对维生素K的吸收有一定的影响，故应多进食菠菜、圆白菜、菜花、花生油等富含维生素K的食物。

多吃上述食物虽可保证患者摄入充足的维生素，但是乙肝能影响多种维生素的吸收与代谢，所以临床上应密切观察，必要时可用维生素制剂来补充。

矿物质——体内的润滑剂

乙肝病人要注意身体内的营养元素要平衡，因此矿物质是必不可少的。

1. 钙

钙缺乏时，奶与奶制品为补充钙的最佳来源。奶类不但含钙量高，而且极易为人体所吸收利用。此外，还可多吃动物性食物中富含钙质的虾、蛤蜊及各种骨头汤等食物；肝、蛋黄、瘦肉、绿叶菜、谷类等都是含钙多的食物，食用骨粉也是膳食中补充钙的良好来源。但是膳食钙，特别是植物性钙，在肠道吸收率较低，主要由于它与草酸、植酸中的阴离子形成不溶性钙盐所致，一般80%左右随粪便排出。考虑钙的吸收利用因素时，还应注意维生素D的补充，它在动物肝脏、蛋类、鱼肝油等食物中含量多，故在膳食配餐中不可忽视。

2. 锌

锌是人体必需的微量元素之一，作为许多酶的组成部分广泛地参与各种代谢活动，特别是对儿童的生长发育起重要作用。缺锌时，生长发育停滞，食欲减退，味觉、嗅觉异常或有异食癖，影响肝细胞的再生。因此，要多吃些含锌多的食物，如肝脏、牡蛎、花生、全麦、麦粉、玉米花、黄豆、大白菜、土豆、香蕉、蛋类、鱼、瘦肉等。7～10岁儿童每日摄入7～10毫克锌即可维持锌的平衡。

3. 铁

最好的补铁方法是通过膳食来补充，每日应多食富含铁的食物，如动物的肝、血、肾、瘦肉、蛋黄等，其他如绿叶菜、豆类、香菇、芹菜等蔬菜，芝麻酱和虾米、海蜇等海产品，以及含铁量也很丰富的谷类等。由于蔬菜等植物性铁不易被人体所吸收，铁的有效利用率低，加之患肝病时维生素摄入量也低，影响了铁的吸收，所以要多吃上述动物性食物，并注意观察是否有缺铁性贫血的发生。

膳食纤维——勤劳的清洁工

调节饮食结构是乙肝患者防病、养身、抗癌的重要方法。合理安排日常膳食，特别要多吃富含纤维的食物是不可忽视的。

科学家已证明：萝卜块茎中含有一种"木质素"，它具有提高免疫力、间接消灭癌细胞的功能；海带中不仅含有人体需要的碘，其纤维素兼有防痛的作用；香菇、草菇等食用菇中含有云芝多糖K（PS-K）蛋白质，它可消灭多种癌细胞；带有新鲜胚芽的玉米（鲜玉米）含有天然维生素E，能促进细胞分裂和延缓细胞衰老，有防治肝硬化和对抗动脉粥样硬化作用。

乙肝患者在平常的饮食中可经常补充这些纤维食物。

饮食要合理

每种食物都具有一定的营养价值。人体必须不断地从外界吸收养料以维持生命，滋养身体，提供生长发育和生命活动所需。每种食物的营养价值是以食物中各种营养素含量的多少及其被机体消化、吸收和利用程度的高低等相对指标来衡量的。富含某一种或几种营养素，且易被机体消化、吸收和利用的食物，就具有较高的营养价值。每人每日为维持机体正常生理功能和生命活动所

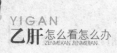
需各种营养素的量，受多种因素，如年龄、性别、疾病和健康状况、怀孕、哺乳、劳动强度、工作等因素的影响而有所不同。

乙型肝炎患者如果长期选择食用单调或处理不当的食物，因偏食、挑食、忌食等不良的饮食习惯而使某些营养素的摄入不足，或因机体罹患肝病未经积极治疗而导致食欲不振，过多选吃滋补药品或乱用药物而引起食物和消化吸收不良等，都可引起营养缺乏病。如缺乏蛋白质会引起营养不良性水肿，可加重肝病病情。蛋白质供给不足或吸收不良，可使肝细胞修复缓慢，容易导致肝硬化、腹水。患肝病又缺乏维生素D和钙、磷的婴儿，可兼患佝偻病或骨骼畸形；老年人则易引起骨质疏松，好发病理性骨折等。反之，肝病患者如果过量进食，摄入量超过身体需要量太多，在引起肥胖症的同时会发生脂肪肝，还可能导致高血压、冠心病等疾病，给肝病的康复带来不良影响。

所谓"药补不如食补"，针对肝炎病人的病情，制定色、香、味俱佳的饮食，对于增加病人的食欲，改善病情都是有益处的。例如，急性肝炎或慢性肝炎患者有恶心或呕吐症状时，就不能仅仅从营养的角度强调病人多吃，这样反而会导致病人肠胃负担加重，进而影响肝脏的恢复，这对肝脏十分有害。此时应调配一些清淡可口的食物，如白糖绿豆粥，能解毒降酶；莲子、芡实、糯米加适量冰糖烧汤熬粥，能健脾养胃；肉糜熬粥，可增进食欲，补充适量蛋白质；新鲜蔬菜和水果则可养阴通络。以上的观点肝病患者必须清楚，以病人食后舒适为度，不宜食过多大鱼大肉，膏粱厚味，从而加重肠胃及肝脏负担。

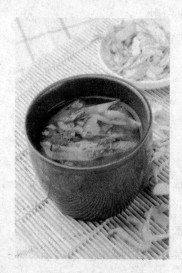

在饮食调配方面，还应针对具体病情而定。如慢性肝炎合并脂肪肝的患者，宜多食些含麸量高的杂粮，少吃精米精面，还应少食或不食糖、蜂蜜、巧克力等。慢性肝炎或急性肝炎有出血倾向的患者，不宜多食辛辣煎炸之物；腹胀溏便的患者，则宜少食些生冷滑利之物及粗纤维含量较高的食物如韭菜、红薯之类。即使食水果，患者也应有所选择，如脾湿气滞的，可选用橘、柑之类；胃肠有热，大便干燥的，可选香蕉、鸭梨等；溏便不止的，可吃些煮苹果（勿放糖）、莲子汤等。总之，饮食是否合理，对乙肝患者的调治至关重要，千万不可忽视。

饮食要做到有"度"

肝脏是人体重要的代谢和解毒器官，患乙肝后，肝细胞新陈代谢和修复时需要有营养和高质量的食物提供热量，但是营养一定要适量平衡，饮食过量往往造成消化不良，必然加重胃、肠、肝、脾、胰等消化器官和组织的负担。饱餐后的人很容易疲倦困乏，这就是体内代谢失调、肝脏和大脑负担加重的信号。

经常饱餐，尤其晚餐过饱，且贪受甜食、过咸食品者，因摄入总热量远远超过机体所需，不仅肝脏负担过重，还造成脂肪过剩、血脂升高，心脑血管硬化。早期导致记忆力下降，思维迟钝，注意力不集中，应激能力减弱；中期出现体型发"福"，肝脂肪浸润，心脑血管粥样斑块形成；晚期则易患肝硬化和老年性痴呆。长期饱餐加上习惯性便秘的肝病患者，更易诱发早期肝硬化。因为过剩的食物变成粪便后，在肠道中滞留时间延长。有害物质产生较多又未及时排泄而累积，被大肠重吸收后，长期超过肝脏的解毒能力，促使肝脏从量变到质变进而硬化。过剩的毒物还可透过血脑屏障，损害中枢神经系统，肝功能不良，成为促发肝昏迷、肝脑综合征的重要因素之一。

美国生理学家做过限制饮食能否延长寿命的实验，他们发现，低水平喂食的鼠类，不但可以极大地延长寿命，还可延缓基本的生物老化过程。卡尔迈在《人类长寿的秘诀》一文中写道："人类要长寿，切勿饮食过量，每天的饮食量只需供给机体正常活动的物质消耗已足够。"英国人寿保险公司的资料表明：凡因饮食而超重的人，他们的寿命竟然比常人要短3.6~15.1岁；而百岁老人，每天都吃得很少，只有正常人的一半。

饱餐的害处和适量进食的益寿效果很值得肝病患者思考，摸索出适合个人需要的均衡食谱来，对肝病的自我调养是有益的。

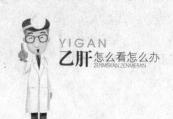
防治乙肝的食谱

乙肝病人每天的饮食对治疗至关重要，所以，制订一个好的食谱对乙肝患者可以起到事半功倍的效果。

早餐粥（大米50克），馒头（面粉50克），肉松20克。点心牛奶220克，白糖10克。

午餐饭（大米150克），红烧鲫鱼（鲫鱼200克），炒黄瓜（黄瓜200克）。食盐2克，豆油10克。点心苹果200克。

晚餐饭（大米150克），豆腐虾仁（豆腐200克，虾仁100克），炒生菜（生菜200克），食盐2克，豆油15克。

蔬菜类对乙肝患者好处多

1. 芹菜

又被称为药芹，旱芹，香芹，水芹等。是伞形科植物旱芹或水芹的根茎叶。性凉，味甘苦。具有清热、平肝、利水、健胃、降血压、降血脂的功效。芹菜中除了含蛋白质、脂肪、糖类、维生素和无机盐外，还含有芹菜苷、挥发油、有机酸、生物碱等。可以炒食，凉拌，作馅。非常适合肝火偏旺、肝阳上亢的乙肝病患者食用。

芹菜一般性偏凉，凡脾胃虚寒者勿食为妥。旱芹与水芹相比，功能相近。旱芹归肝经，其清热平肝降血压的作用比水芹要强；水芹归肺经，其清热利水祛湿热的作用比旱芹为优。从营养成分比较，芹菜中蛋白质和磷的含量比瓜类高，钙和铁的含量比番茄高。

2. 荠菜

又被称为清明菜，香田荠，鸡脚菜等。是十字花科植物荠菜的鲜嫩茎叶。性平，味甘。具有健脾、利水、止血、明目的功效。含有多种有机酸（草酸、酒石酸、荠菜酸、苹果酸、丙酮酸等），多种氨基酸（精氨酸、天冬氨酸、丙氨酸、胱氨酸等），多种糖分（蔗糖、山梨糖、乳糖、氨基葡糖等），无机盐类（钾、钙、钠、铁、锰等），以及大量的维生素类（A、B₁、B₂、C）等。可以炒食，煮粥，作馅。因此对于乙肝患者来说是补充维生素的良菜。

因为荠菜性味平和，所以百无禁忌。荠菜的营养要比一般家种蔬菜高得多。其胡萝卜素的含量可与胡萝卜相当；维生素C的含量甚至比番茄还要高，仅次于辣椒。由于荠菜中含有吲哚类化合物和芳香异硫氰酸等癌细胞抑制剂，所以近代学者又将它列入抗癌食谱。由于荠菜中维生素A含量较多，对乙肝十分有益。

3. 花椰菜

又被称为花菜，菜花等。是十字花科植物花椰菜的花球。性凉，味甘。具有助消化、增食欲、生津止渴的功效。含有蛋白质、脂肪、糖分、多种维生素和钙、磷、铁、钼、锰等。可以炒食，凉拌。适合乙肝患者食用。

花椰菜百无禁忌。它是甘蓝的一个变种，其食用部分是由短缩肥嫩的花枝聚合而成的花球，在花球中含有许多密集的肉质花茎和未发育的蕾群。由于花椰菜的含热量低，对乙肝患者大有裨益。花椰菜又能增加机体对致癌物质苯并芘和甲基苯蒽的抵抗能力，具有抗癌功效，这对癌症病人十分有利。常吃花椰菜可增强肝脏的解毒能力，并能提高机体的免疫力。

4. 芦荟

又被称为油葱，狼牙掌等。是百合科植物芦荟的肉质嫩叶。性寒，味苦。具有清肝热、通便秘、排毒抗癌的功效。含有芦荟大黄素苷、对香豆酸、蛋白质、戊醛糖、α-葡萄糖、草酸钙、多种维生素和活性酶、芦荟素、芦荟多糖等。可以煎服，捣汁服。适合肝火上炎的目赤肿痛、红眼病者食用。

脾胃虚寒、腹泻便溏、胃寒疼痛者勿食。女性月经期间和怀孕妇女勿食。食用芦荟，一次用量不可太多，多食会引起剧烈腹痛和腹泻，孕妇则会引起流产。

5. 马兰头

又被称为田边菊，蟛蜞菊，毛蜞菜等。是菊科植物马兰的新鲜嫩头。性凉，味辛甘。具有清热利湿、凉血止血的功效。含有纤维素、糖类、蛋白质、脂肪、微量元素及多种维生素。可以凉拌，炒食，作馅。

马兰头为春令佳蔬，尤其适合春季食用。用于扁桃体炎、急性咽喉炎和高血压，或肝火目赤、青光眼、眼底出血者，马兰头可配伍炒决明子或白菊花煎

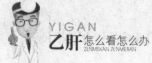
水服。马兰头虽为野菜，但营养成分都很丰富。平均在每100g马兰头中，所含的钙、磷、钾超过菠菜；所含胡萝卜素的量几乎与胡萝卜相等；维生素A的含量超过番茄；维生素C的含量超过柑橘类水果。对乙肝患者十分合适。

6. 菊花脑

又被称为菊花郎，菊苗等。是菊科栽培植物菊的嫩茎叶。性凉，味甘。具有清肝明目、祛暑解热的功效。含有蛋白质、糖类、脂肪、维生素B_1和维生素C、黄酮、挥发油。适合炒食，熬汤。

肝火偏旺的高血压、红眼病、目赤肿痛、头痛脑胀、口苦心烦者食用最佳，菊花脑性凉，故脾胃虚寒、腹泻便溏者勿食为妥；菊花脑有凉血作用，患有寒性痛经以及女性月经期间不可多食。食用时多摘取嫩头，炒食或熬汤都清香可口。

7. 枸杞头

又被称为枸杞菜，枸杞苗等。是茄科植物枸杞的鲜嫩茎叶。性凉，味甘苦。具有补虚益精、养肝明目、清热止渴的功效。含有蛋白质、维生素A、维生素C、多种氨基酸和甜菜碱、鞣质、芸香苷、苹果酸、丁二酸等多种有机酸。可以凉拌，炒食，烧汤，煮粥。

因为枸杞头性凉，平素大便稀薄者勿食。根据前人经验，枸杞头不宜用乳酪配合食用。枸杞头在我国大部分地区都有分布，是广大老百姓爱吃的一种野菜。大多是在春夏季长嫩芽时采摘其嫩头，洗净后炒食，也可泡饮代茶。古代医家对枸杞头的食养功效颇多称赞，如《药性论》认为枸杞头能"补益精诸不足，易颜色，变白，明目，安神"，《食疗本草》也说其"坚筋耐老，补益筋骨"。这都说明枸杞头对治疗乙肝有奇效。

8. 木瓜

又被称为海棠梨，铁脚梨等。是蔷薇科植物贴梗海棠的果实。性温，味酸、甘。具有去湿舒筋、平肝和胃的功效。含有皂苷、黄酮类、维生素C、大量有机鞣质、果胶、过氧化氢酶、酚氧化酶。可以煎服，浸酒，蜜渍，煮粥。

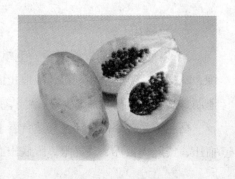

现代医学认为，木瓜中含有一种酵

素，能消化蛋白质，可以促进胃肠消化吸收功能。所以可以帮助乙肝患者减轻消化负担。木瓜既是食品，更可药用，其中以安徽宣城、山东菏泽、四川江津、浙江淳安以及台湾所产的木瓜最有名。

水果是养身宝，乙肝患者不可少

1. 李子

又被称为李实，嘉庆子等。是蔷薇科樱桃属植物李的成熟果实。性平，味甘、酸。具有清热、生津、止渴、利水的功效。含有碳水化合物、微量蛋白质、脂肪、无机盐、天冬素，以及多种氨基酸、维生素等。可以鲜食。主要适合慢性肝炎、肝硬化腹水者食用，每天吃2～3个甜李，对慢性乙肝疗效较佳。

唐代名医孙思邈早就说过："李子，肝病宜食之。"根据前人经验，李子不可与麻雀肉、獐肉、鸭蛋、蜂蜜配伍食用，否则会"损五脏"。中医认为，李子酸甜，多食生痰助湿，所以一次不可食之过多，以免损伤脾胃，古有"脾虚者尤忌之"的警示。未成熟而苦涩的李子有毒，不可食用，正如民谚所说："桃饱人，杏伤人，李子树下抬死人。"

2. 金橘

又被称为卢橘，金枣，寿星柑等。是芸香科植物金橘的果实。性温，味甘、辛。具有理气解郁、消食化痰、醒酒止渴、健肝养肺的的功效。富含糖分、金橘苷、维生素C、维生素P和维生素A，以及钾、钙等。可以鲜食，泡茶。适合乙肝患者和胆囊疾病者食用。

凡是脾胃气虚的人，不宜多食常食；糖尿病患者勿食为妥；舌尖破碎、齿龈肿痛者，暂勿食用。在鲜食金橘时，最好连皮一同食用。一方面，金橘的皮比果肉还要好吃，有异样的香甜，而果肉有些酸；另一方面，金橘含有多种营养成分，其中以维生素C、维生素P和金橘苷的含量较丰富，而80%的维生素C分布在金橘皮中，这些成分具有良好的保护血管、延缓血管硬化的作用。

3. 桑椹

又被称为桑果，桑粒，桑枣等。是桑科植物桑的果穗。性寒，味甘。具有滋补肝肾、养血滋阴、明目黑发、润肠通便、抗衰老的功效。含有芸香苷、花青素苷、胡萝卜素、维生素C、硫胺素、核黄素、烟酸、糖类、鞣质，以及以亚油酸为主要成分的脂肪油，还含苹果酸、琥珀酸、酒石酸等有机酸。可以鲜食，煎膏。主要适合肝肾不足、腰酸头晕、耳鸣耳聋、神经衰弱失眠、须发早白、未老先衰者食用。

糖尿病患者切勿多食；脾虚腹泻、大便稀薄者忌食；小儿切勿大量食用。桑椹虽有补肝肾之功，但一次食用量不可太多，否则也会引起中毒。据报道，小儿大量服食桑椹，可出现呕吐、恶心、腹痛、腹泻、烦躁、神志恍惚、血压下降，甚至昏迷或死亡。现代研究表明，这是因为桑椹中含有胰蛋白酶抑制物，能使胰蛋白的活性降低，从而影响蛋白质的吸收和消化，呈现出一系列消化道中毒症状。在蒸制桑椹时，禁用铁锅铁器，用唐朝医家苏恭的话说，"桑椹最恶铁器"。现代医学的说法是，桑椹含较高的鞣酸，能与铁起反应。在采摘桑椹时，"采摘紫者第一，红者次之，青则不可用"，因为未成熟的青桑椹中更是含有多量鞣酸，能阻碍铁和钙的吸收，食之有害无益。

4. 覆盆子

又被称为小托盘，树莓等。是蔷薇科植物掌叶覆盆子的未成熟果实。性平，味甘、酸。具有补肝肾、缩小便的功效。含有机酸、糖类及少量维生素C。可以煎服，浸酒。主要适合肝虚之人目暗不明、视物不清者食用。

5. 香橼

又被称为香橼柑，香圆等。是芸香科植物枸橼或香圆的成熟果实。性温，味辛、苦、酸。具有舒肝、理气、化痰的功效。含有橙皮甙、柠檬酸、苹果酸、果胶、挥发油等。食法泡茶，煎服。适合肝郁气滞，或肝气犯胃者食用。阴虚之人勿食，气虚者勿多食常食，怀孕妇女勿食为妥。香橼与佛手柑都有相类似的功效，所以两者食养食忌也基本相同，中医也经常配合应用。

6. 山楂

又被称为山里红，红果，酸楂等。是蔷薇科木本植物山楂的果实。性微温，味酸甘。具有开胃消食、活血化瘀、降血脂的功效。山楂除含蛋白质、脂肪、鞣质、果糖外，还含多种有机酸，以及维生素B和维生素C、胡萝卜素、钙、磷、铁等。可以鲜

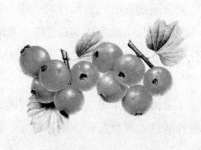

食，熬膏，泡茶，煮粥。

消化不良之人，食之更为有益。适合脂肪肝、病毒性肝炎、病人食用。

菌藻茶花类对治疗乙肝有帮助

1. 灵芝

又被称为木灵芝，灵芝草等。是多孔菌科植物灵芝的全株。性平，味甘。具有补肝气、益心气、养肺气、固肾气的功效。含有麦角甾醇、有机酸、氨基葡萄糖、多糖类、甘露醇、水溶性蛋白质、多种酶类。可以泡茶，煎服，浸酒服。

适合慢性肝炎、慢性肾炎、糖尿病、癌症、进行性肌营养不良症、多发性硬化症、萎缩性肌强直、皮肌炎等慢性病人食用。灵芝甘平无毒，百无禁忌。《神农本草经》指出，灵芝"主耳聋，利关节，保神，益精气，坚筋骨，好颜色，久食轻身不老，延年神仙"，可见灵芝也有抗老衰的功效。

2. 香菇

又被称为香蕈，冬菇等。是侧耳科植物香蕈的子实体。性平，味甘。具有补气血、降血脂、抗癌的功效。含多种糖类，包括甘露醇、海藻糖、葡萄糖、糖原、戊聚糖等，含蛋白质如白蛋白、谷蛋白和醇溶蛋白，又含18种氨基酸、30多种酶、脂肪、无机盐（钙、磷、铁）和维生素类（B_1、B_2、C、D）等。可以烧，炖，炒，做汤。

适合慢性肝炎、脂肪肝、胆石症、肾炎和便秘之人食用。因为香菇为动风食品，患有慢性瘙痒性皮肤病者勿食为妥。据现代研究，常食香菇具有降低血清胆固醇的作用，能阻止动脉血管硬化；香菇所含的香菇多糖可增强乙肝病人的抗体免疫功能，从而能治疗或缓解乙肝患者的病情。《本草求真》中指出："香蕈，食中佳品，凡菇禀土热毒，惟香蕈味甘性平，大能益胃助食，中虚服之有益。"

3. 月季花

又被称为月月红，四季春等。既可供观赏，也能作食用，更是一味常用中药。性温，味甘。具有疏肝解郁、活血调经的功效。含有挥发油，成分与玫瑰

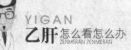

油相似，部分为萜醇类化合物。月季花可以用来泡茶，煎服。对乙肝患者来说既可赏心悦目，又可治病。

4. 金莲花

又被称为旱金莲，金芙蓉等。是毛茛科植物金莲花的花。性寒，味苦，无毒。具有清热解毒的功效。含有生物碱、黄酮类。金莲花可以用来泡茶饮用。适合肝火上炎、目赤肿痛和急性结膜炎者食用。因为金莲花苦寒，有胃寒病者勿食；脾胃虚寒、腹泻便溏者勿食。金莲花分布在我国北方，有抗菌消炎作用。民众常用于泡茶以清热泻火。

5. 千日红

又被称为长生花，沸水菊，滚水花等。是苋科植物千日红的花序。性平，味甘。具有清肝明目、止咳定喘的疗效。千日红可以用来泡茶，煎服。适合肝火偏旺，血压升高的目赤肿痛、头胀头痛者食用。千日红性平无毒，诸无所忌。千日红在民间通常作为药用花卉泡茶服食，现今一些大型超市也有袋装出售。

6. 木蝴蝶

又被称为玉蝴蝶，千张纸，纸肉等。是紫葳科植物木蝴蝶的种子。性寒，味苦。木蝴蝶具有润肺、舒肝、和胃的功效。成分有脂肪油、黄芩苷元、木蝴蝶苷、白杨素等。可以用来泡茶，或煎水代茶饮。适合肝胃气痛者食用。由于木蝴蝶性大凉，平素脾胃虚寒者勿食。

7. 合欢花

又被称为夜合花，合欢米等。是豆科植物合欢的花或花蕾。性平，味甘。具有舒肝理气、解郁安神的功效。成分含有维生素C、三萜皂苷。可以用来煎水代茶饮。适合心情不悦、肝气郁结、两胁胀满者食用。因为合欢花味甘性平，诸无所忌。在四川民间，老百姓还喜欢用合欢花来治疗视物不清、眼雾不明，通常是用合欢花同鸡肝，或羊肝，或猪肝蒸食。

8. 绿萼梅

又被称为绿梅花，白梅花等。是蔷薇科梅的花蕾。性平，味酸涩。具有舒肝、和胃、化痰的功效。含有挥发油，主要为苯甲醛、异丁香油酚、苯甲酸。绿萼梅可以用来泡茶饮，或煎水代饮。适合肝郁气滞、心情郁闷不舒、嗳气胸闷者食用；适合肝气犯胃、肝胃气痛、饮食不香者食用。由于绿萼梅性平，诸病无忌。用于咽部梗塞感，绿萼梅配合橘饼煎服效佳。绿萼梅既可作为花茶饮用，也是一味常用保健中药。除了泡茶食用外，也可以煮粥食用。

9. 罗布麻

又被称为野茶，茶叶花等。是夹竹桃科植物罗布麻的叶。性凉，味甘、苦。具有清火、降压、强心、利尿的功效。成分有含芸香苷、儿茶素、蒽醌、氯化钾、槲皮素和异懈皮甙。罗布麻可以用来泡茶，或煎水代茶饮。适合肝炎腹水腹胀、肾炎水肿者食用。低血压或血压偏低者勿食；气虚体弱或脾胃虚寒者勿食。据现代药理研究和临床报道，罗布麻确有降压和强心利尿的效果。罗布麻虽非茶花，但民间经常用开水冲泡当茶喝，《中国药植图鉴》中也推荐："嫩叶，蒸炒揉制后代茶，有清凉去火、防止头晕和强心的功用。"故有野茶、茶叶花之名。目前大型超市中也是随同花茶类一并袋装销售，故列入"茶花类"。

10. 苦丁茶

又被称为角刺茶，苦灯茶等。是冬青科植物枸骨和大叶冬专的叶，性寒，味苦、甘。具有散风热、清头目、除烦渴、消食化痰的功效。苦丁茶可以用来泡茶，或煎水代茶饮。适合肝火偏旺所致的性情暴躁易怒、头昏脑胀、口苦耳鸣、目赤红肿者食用，也适合炎热夏季当茶饮用。因为苦丁茶大寒，凡阳气不足之人，或脾胃虚寒者，勿食为妥。苦丁茶虽然不属花类，却是茶茗，人们多已习惯饮用，而且超市也常有供应，故列入"茶花类"。

11. 密蒙花

又被称为黄饭花，鸡骨头花，蒙花等。是马钱科植物密蒙花的花蕾。性凉，味甘。具有祛风、凉血、润肝、明目的功效。含有醉鱼草苷、刺槐素等多种黄酮类。密蒙花可以用来煎服，泡茶。因为密蒙花甘凉润肝，诸病无忌。可配合枸杞子、白菊花、桑椹子或女贞子等抵抗乙肝病毒。

肉类是乙肝患者的必需品

1. 乌骨鸡

又被称为黑脚鸡，乌鸡等。是雉科动物乌骨鸡的肉。性平，味甘。具有补肝肾、益气血、退虚热、调月经的功效。其营养成分同家鸡肉，但乌骨鸡体内的黑色物质含铁和铜等元素较丰富。可以用来煨汤，炖食。

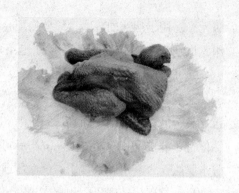

家鸡肉性温，乌骨鸡肉性平，相比较而言，乌骨鸡肉偏于清补，所以有"养阴退虚热"的作用。而家鸡肉偏于温补，所以有"多食生热动风"和"善发风助肝火"之弊。所以乌骨鸡更受乙肝患者的喜爱。女性更年期综合征患者多属阴虚火旺之病者，宜食乌骨鸡而勿食家鸡为妥，尤其不宜食用现代饲料喂养的肉鸡。从营养学角度比较，乌骨鸡的血清总蛋白及球蛋白均高于普通肉鸡。乌骨鸡全粉水解后含有18种氨基酸，包括8种人体必需氨基酸，其中有10种比普通肉鸡的含量高。乌骨鸡的品种较多，有白毛乌骨鸡，有黑毛乌骨鸡，有斑毛乌骨鸡；有骨与肉俱黑的乌骨鸡，也有肉白骨黑的乌骨鸡。其中尤以肉与骨俱黑者为良。以乌骨鸡入药用，古已有之。

2. 鸽肉

又被称为家鸽，肉鸽，野鸽等。是鸠鸽科动物原鸽、家鸽或岩鸽的肉。性平，味咸。具有补肝肾、益气血、祛风解毒的功效。据科学分析鸽肉中含水分75.1%，粗蛋白质22.14%，粗脂肪1%，灰分1%。可以煮食，也可以煲汤。对于乙肝患者有补充肝气的作用。因为鸽肉性平，所以诸无所忌。鸽肉是一种高蛋白质、低脂肪食品，民间有"一鸽胜九鸡"之说。

3. 蚂蚁

又被称为蚍蜉等，是蚁科昆虫蚂蚁的全体。性平，味甘、酸。具有补肾养肝、健脾益气、祛风活血的功效。含有丰富的蛋白质、维生素B_{12}和维生素E及钙、铁、锌等多种无机盐，还有多种酶、蚁酸、柠檬酸、三萜化合物等。可以煮食，炒食，浸酒，研粉。适合肝肾不足所致的腰膝酸痛、阳痿早泄、腿脚软弱无力者，以及慢性肝炎患者食用。由于蚂蚁补虚，诸病无忌。据现代研究，蚂蚁还具有延缓衰老、调节免疫系统、提高性功能的作用。要注意的是，不是什么蚂蚁都可以吃，在我国，拟黑多刺蚁目前是卫生部批准的可作为食品新资源的有益无害的食药两用蚁，而且最好是在医生的指导下食用。

4. 马肉

是指马科动物马的肉。性寒，味甘、酸。具有强腰脊、长筋骨的功效。含有丰富的蛋白质，而且含脂肪量较低，含胆固醇量也很少，蛋白质中的氨基酸达20余种，是一种高蛋白、低脂肪、低胆固醇食品。《日华子本草》指出："适合肝肾不足，腰脊酸痛，腿脚无力者食用。"根据古代医家经验，患有痢疾和疥疮者，不可服食马肉。马肉与猪肉相比，其优越性在于含脂肪和胆固醇很低，这对于血脂偏高，尤其是高胆固醇血症，以及脂肪肝、肥胖症、乙肝患者、动脉粥样硬化者来说，食之不会加重病情。马肝不可服食。清朝名医王孟英在《随息居饮食谱》中记载："马其肝，食之杀人。"

鱼类为乙肝患者补充优质蛋白

1. 鲈鱼

又名为花鲈，四鳃鱼，鲈板等。是（左鱼右旨）科动物鲈鱼。性平，味甘。具有健脾益气、补益肝肾、安胎的功效。含有蛋白质、脂肪、糖类、维生素A和B族维生素。煮食、清蒸皆可。适合脾胃气虚、营养不良者食用，适合肝肾不足、腰酸脚弱者食用。根据前人经验，患有皮肤病者，勿食为妥。宋代掌禹锡认为，鲈鱼不可用乳酪配伍食用。鲈鱼分布在中国沿海一带及河口和江河中，江南水乡各地均产，为常食之物。鲈鱼鲜品，有"多食发疮"之说，但若腌为干制品，则不发病，这一点与发物黄鱼有相似之处。清代名家缪希雍对鲈鱼功效颇事赞誉："鲈鱼，味甘淡气平，与脾胃相宜。肾主骨，肝主筋，能益筋骨、益脾胃则诸症自除。"《食经》中也认为鲈鱼"无毒"。所以，病人食用，多无大碍。

2. 沙丁鱼

又名为鲲鱼等。是鲱科鱼类沙丁鱼。性平，味甘咸。具有补五脏、滋肝肾的功效。含有丰富的蛋白质、ω-3不饱和脂肪酸及其他不饱和脂肪酸、维生素A和钙。可以烧炖，制沙丁鱼罐头。适合肝气郁结、气血不足、营养不良者食用。感染性病人发热者勿食；患有瘙痒性皮肤病者勿食。沙丁鱼属于一种咸水鱼，由于它富含不饱和脂肪酸，所以有预防心肌梗死、增强记忆力、延缓脑细

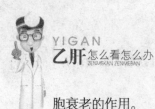

胞衰老的作用。

3. 金枪鱼

又名为青干，鲔鱼等。是金枪科动物金枪鱼。性平，味甘、咸。具有益气血、补肝肾是疗效。含有蛋白质、脂肪、大量维生素D、钙、磷和丰富的铁，以及多元不饱和脂肪酸。可以油爆，红烧，熬汤，制生鱼片。适合乙肝患者食用。金枪鱼属海鱼的一种，患有慢性皮肤病者勿食为妥。

4. 带鱼

带鱼肉嫩体肥、味道鲜美，只有中间一条大骨，无其他细刺，食用方便，是人们比较喜欢食用的一种海洋鱼类，具有很高的营养价值。带鱼性温、味甘、咸；归肝、脾经。具有补脾、益气、暖胃、养肝、泽肤、补气、养血、健美的作用。带鱼腥气较重，宜红烧，糖醋。日常生活中，经常食用带鱼，能够补益五脏，"大三阳"患者更加不能错过这个好机会。凡患有疥疮、湿疹等皮肤病或红斑狼疮患者不宜吃。

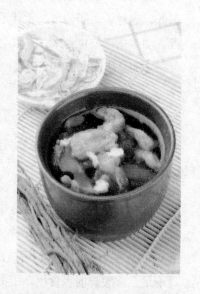

5. 鲑鱼

又名为鲑鳟鱼，大马哈鱼，哲罗鱼等。是鲑科鱼类鲑鱼。性平，味甘。具有补虚损、益肝肾的疗效。含有丰富的$\omega-3$不饱和脂肪酸，以及维生素B_1、维生素B_2和维生素B_{12}、维生素D等。可以用于熏烤，烧炖，制生鱼片，腌制。由于鲑鱼所含丰富的$\omega-3$不饱和脂肪酸能够降低血液中的胆固醇含量，因此，可以有效地防止血管硬化和脑部老化、乙肝和某些类型的癌症。

其他水产类对乙肝的调养作用

1. 蟹

又名为螃蟹，河蟹，梭子蟹等。是方蟹科动物中华绒螯蟹。性寒，味咸。具有清热、散瘀血、通经络、续绝伤的功效。含有蛋白质、脂肪、碳水化合物、B族维生素、烟酸及无机盐钙、磷、铁，又含胆固醇。蟹肉中含10余种氨基酸，其中谷氨酸、组氨酸、精氨酸的含量较多。可以用于煮食，制醉蟹、蟹肉羹、蟹黄汤包。螃蟹中含有大量的蛋白质，可以给乙肝患者充足的物质能量。因为蟹肉性大凉，平素脾胃虚寒、大便溏薄、腹部隐痛者勿食。古代医家都认为"蟹忌与柿食，误犯则腹痛吐利"。关于这一点，中西医观点是一致的，但解释却不相同。中医认为，蟹与柿都是大寒之物，两者同食，寒上加寒，更易损伤脾胃阳气，以致"腹痛吐利"，"发霍乱，动风"；而西医的解释为，柿子内含鞣酸，与螃蟹同食，则可使蟹肉的蛋白质凝固变成硬块，积聚在胃肠之中不易消化，导致呕吐、腹泻、胃痛等消化不良症状。如果一旦误犯而出现吐泻现象，可急用丁香与木香煎水代茶饮以解救。螃蟹的味道鲜美无比，为百鲜之首，与海参、鲍鱼被称为"水产三珍"。等到秋季成长丰满，食之最佳。民间有"九雌十雄"之说，意思是九月寒露后，雌蟹已长得肥大肉厚，而要到十月以后雄蟹才油多硕壮，是食蟹的最好时机。久负盛名的有河北胜芳和赵北口的河蟹，南京长江的江蟹，江苏阳澄湖的清水大闸蟹，以及海南的和乐蟹。

2. 海马

又名为龙落子等。是海龙科动物芝氏海马、刺海马、大海马、斑海马、日本海马。性温，味甘。具有补肾壮阳、活血理伤的疗效。含有乙肝患者需要补充的蛋白质、脂肪、糖、维生素。可以煨汤，研粉，浸酒。

海马分布在我国东海与南海的沿海。全年均可采收，一般在八九月产量最大。捕捞后将其内脏除去，或除去外部黑褐色皮膜，将尾部盘卷，晒干，按大小扎成对。用时多用酒制，将海马用黄酒浸润，微火烤至酥松并呈现黄色即可。通常以研末吞服和浸酒食用为主。据现代研究，海马的提取物具有雄激素样作用，其作用虽比不上中药淫羊藿、蛇床子，但比蛤蚧要强。

3. 甲鱼

又名为团鱼，鳖，王八，元鱼等。性平，味甘。具有滋阴补虚、凉血抗癌的功效。含有蛋白质、脂肪、糖、烟酸、硫胺素、核黄素等。可以清炖，煲汤，红烧。适合肝肾不足、阴虚内热、骨蒸劳热者食用。正如清朝名医王孟英所说，鳖肉"滋肝肾之阴，清虚劳之热"，适合慢性肝炎、肝硬化腹水、肝脾肿大者食用。甲鱼滋腻，久食多食易伤脾胃。所以，脾虚之人切勿多食。

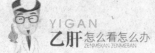
4. 蛏

又名为蛏肠（蛏肉）等。是竹蛏科动物缢蛏。性寒，味甘、咸。具有补阴、清热、除烦、止渴的功效。含有蛋白质、脂肪、碳水化合物、灰分、钙、磷、铁、碘等。可以煨汤。适合阴肝虚火旺体质病人，包括结核病、糖尿病、干燥综合征、癌症及热病阴伤、烦热口渴者食用。正如清朝名医黄宫绣所言："蛏，性体属阴，故能解烦涤热，然惟水衰火盛者则宜。"蛏肉大凉，脾胃虚寒者切勿多食，"若使脾胃素冷，服之必有动气泄泻之虞"（《本草求真》）。蛏肉擅长清热除烦，饮酒过量、酒醉烦渴者，也可食用，有"解渴醒酒，除烦去热"之效（《医林纂要》）。

5. 海粉

又名为海珠等。是海兔科动物蓝斑背肛海兔的卵群带。性寒，味甘、咸。具有养阴清热、软坚消痰的功效。含有蛋白质、脂肪、碳水化合物、碘、钠等。可以用来煨汤、做羹。适于脾胃虚寒、肝气郁结者食用。

6. 海蜇

又名为水母，海蛇等。是海蜇科动物海蜇的加工品。性平，味咸。具有清热、化痰、消积、润肠的功效。含有蛋白质、脂肪、碳水化合物、碘、维生素类（B_1、B_2）、烟酸、胆碱。可以凉拌，煮食，炒食。适合肝脏不适者服食用。用于高血压和肺热喘咳，海蜇可配伍荸荠煮食。海蜇最好不要同蚕蛹、白糖配伍食用。因为海蜇性平，诸病无忌。

7. 蚌

又名为河歪，河蛤蜊等。是蚌科动物河蚌或海蚌。性寒，味甘、咸。具有滋阴、养肝、明目、清热、解毒的功效。含有较多的蛋白质、少量的脂肪、碳水化合物，还含有维生素A、维生素E和B族维生素，所含无机盐包括钾、钙、铜、磷和硒。可以用于清炖、煲汤、煨食。适合急慢性肝炎和肾炎、泌尿系结石、尿路感染者食用；尤其适合炎夏酷暑季节烦热口干、面红目赤者服食。正因蚌肉性寒凉，故凡脾胃虚寒的腹泻便溏者及平素有胃寒病者，勿食为妥；受凉感冒未愈者，也不可食。虽说它是一种高蛋白质、低脂肪、低热量食品，也是中医所说的清补食物，但性寒易伤阳气。也正如宋朝医家寇宗夷所言"多食发风动冷气"。清朝王孟英也指出"多食寒中"，食者不可不知。

8. 泥螺

又名为吐铁，土螺，梅螺等。是泊螺科动物泥螺。性寒，味甘、咸。具有补肝肾、益精髓、生津润燥的功效。含有蛋白质、脂肪、无机盐等。适合肝肾不足、口干舌燥、视物昏花、两眼干涩、耳鸣耳聋、听力减退、入夜咽喉干燥者食用；适合肝肾亏损、腰膝酸软、足后跟痛者食用。泥螺性寒，脾胃虚寒之人勿食。在历史上，泥螺曾以浙江东部沿海的鄞县为特产地。

药膳疗法30方

现在人们更加看重的是没有任何不良反应的药膳疗法，因为膳食是我们每天都要摄入体内的营养物质，既可以治病又可以获取营养，是当今最受欢迎的食疗方式。

1. 菊花烩鱼翅

药膳食材： 鲜菊花50g，鱼翅300g，料酒10ml，鸡汤300ml，鸡精2g，生姜5g，白糖15g，葱10g，胡椒粉3g，盐3g，植物油35ml，味精2g。

制作方法： 将鲜菊花撕成瓣状，用水泡漂2小时，沥干水分；鱼翅用温水发好，再用鸡汤蒸2小时；生姜切片，葱切段。将锅置于火上烧热。加入植物油，烧至六成热时，下入生姜、葱，爆香，除去生姜、葱，下入鱼翅、料酒，再加入鸡汤烩熟。放入盐、鸡精、胡椒粉，炒匀，再放入鲜菊花、味精即成。

功效疗效： 疏风、清热、明目、解毒。适用于肝硬化、乙型肝炎、高血压等病症的辅助调养。

2. 灵芝大枣乌鸡煲

药膳食材： 灵芝25g，乌骨鸡1只，枸杞子20g，大枣8枚，菜胆50g，竹荪30g，鳖血30ml，料酒10ml，鸡精2g，胡椒粉3g，鸡油30g，生姜5g，葱10g，盐3g，味精2g。

制作方法： 灵芝切成片，用鳖血炒制，乌骨鸡宰杀后，去毛、肠杂及

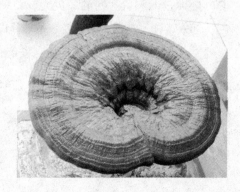

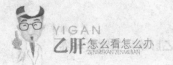

爪。大枣去核，洗净，竹荪用温水发透，菜胆洗净，生姜拍松，葱切段。将灵芝、乌骨鸡、料酒、生姜、葱、大枣同放煲内。加入清水约2800ml，置于火上烧沸，再用文火煲25分钟，加入竹荪、菜胆、枸杞子、盐、鸡精、胡椒粉、鸡油，煮熟加入味精即成。

功效疗效：益精气、止咳喘、利关节、安神、降血糖。适用于急性传染性乙肝的辅助治疗。

3. 菊花山楂糕

药膳食材：山楂50g，白糖60g，菊花50g，糯米500g，玫瑰花50朵，鸡蛋黄3个。

制作方法：将菊花洗净，加入清水熬成浓汁，山楂洗净，去皮、核，切成薄片，玫瑰花撕成瓣状，用清水熬成浓汁。糯米淘洗干净，用清水浸泡一夜，捞起放入盆内，置蒸笼内武火蒸40分钟，取出，捣蓉成糕状。捣好的糕分两半于案板上。用山楂汁液和玫瑰汁液与一半糯米糕调和成玫瑰色；另一半糯米糕用菊花汁与熟鸡蛋黄调和成淡黄色。取长方形容器一个，将两种糯米糕分别放置在容器内。然后用刀将其划成4cm宽、6cm长的块状。食用时蒸热即成。

功效疗效：疏风、清热、明目、化积、散瘀。适用于肝炎、乙肝肝硬化等病症的辅助治疗。

4. 灵芝烧鸡块

药膳食材：灵芝20g，鸡肉500g，番茄酱20ml，鸡精2g，盐3g，生姜5g，葱10g，白糖15g，胡椒粉3g，酱油10ml，料酒10ml，植物油50ml，味精2g。

制作方法：将灵芝切块，鸡肉洗净，用沸水余去血水，切块，生姜切片，葱切段。将炒锅置于火上烧热，加入植物油，烧六成热时，下入生姜、葱爆香，随即投入鸡块、料酒、灵芝、白糖、酱油，炒变色，加入上汤适量，烧熟，加入味精、鸡精、胡椒粉、番茄酱即成。

功效疗效：益精气、利关节、安心神、降血糖。适用于急性传染性肝炎的辅助治疗。

5. 黄芪炖乌鸡

药膳食材：黄芪50g，乌骨鸡半只，味精2g，盐3g，料酒10ml，葱10g，生姜5g。

制作方法：鸡宰杀后去毛、肠杂及爪，切块。黄芪洗净，生姜切片，葱切段。将鸡、黄芪、葱、生姜、盐同放炖锅内，加适量清水炖熟，加入味精即成。

功效疗效：补脾益气、养阴益血。用于慢性迁延性肝炎、慢性活动性肝炎等病症的辅助治疗。

6. 牛肉牡蛎水饺

药膳食材：牡蛎150g，鲜牛肉300g，蔬菜150g，面粉500g，葱50g，酱油80ml，香菜末25g，麻油40ml，盐4g，味精2g。

制作方法：将鲜牛肉剔净筋膜，洗净，剁成碎末。牡蛎去净残壳，洗净，剁成小丁。蔬菜洗净切成菜末。将牛肉末放入盆内，放入牡蛎丁，拌匀后放入适量酱油、盐、香菜末、麻油、味精、蔬菜末，搅拌均匀，即成馅料。面粉加少许盐，加清水拌匀和成面团，放在案板上搓成长条，制作面剂子，擀成圆形面皮，包馅捏成饺子。锅中放入清水，烧沸后下入饺子，用漏勺轻轻推动，至饺子浮在水面上。水沸加凉水，三沸即成。

功效疗效：补气增力、滋阴养血。用于病后体虚、肝炎、乙肝肝硬化的辅助治疗。

7. 赤豆南瓜煮排骨

药膳食材：赤小豆80g，南瓜350g，猪排骨400g，陈皮1块，盐适量。

制作方法：将赤小豆去杂质，用清水浸透洗净。陈皮洗净，南瓜去子，洗净，连皮切成块。猪排骨洗净切块，先放入煲内，加入赤小豆、陈皮和适量清水，煮至赤小豆熟透，再加入南瓜，继续煮至南瓜熟透，加入盐调味即成。

功效疗效：补益气血、利水消肿、健脑益智、养颜嫩肤。用于肝炎、肝硬化腹水。

8. 冬虫夏草蒸猪脑

药膳食材：冬虫夏草10g，猪脑1个，料酒15g，盐适量。

制作方法：将冬虫夏草洗净，放入沙锅内，加入适量清水煎煮，药汁倒入蒸碗内，加入洗净的猪脑、料酒、盐，中火蒸2小时即成。

功效疗效：补脑益肾、除晕熄风。用于肝炎、肝硬化。

9. 山药枸杞炖牛肉

药膳食材：牛肉250g，山药10g，枸杞子20g，龙眼肉10g，盐3g，料酒10ml，味精2g，葱10g，植物油30ml。

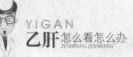

制作方法：将山药、枸杞子、龙眼肉洗净，放入炖盅内。将牛肉洗净，放入沸水锅中焯一下捞出，切片。锅烧热放油，烧六成热，倒入牛肉片爆炒，加入料酒、葱，炒匀后放入炖盅内，隔水蒸炖2小时，至牛肉熟烂时拣去葱，放入味精即成。

功效疗效：健脑益智、补益肝肾、益气养血、补脾胃。用于肝炎、肝硬化。

10. 枸杞子拌豆腐

药膳食材：豆腐250g，鲜枸杞子30g，盐3g，味精2g，酱油10ml，白糖5g，麻油2ml。

制作方法：将豆腐切成小丁，放入沸水中焯一下捞出，沥干水分。枸杞子洗净，入沸水中焯一下捞出。将豆腐丁、枸杞子同放入盘内，放入盐、味精、酱油、白糖、麻油拌匀即成。

功效疗效：滋养肝肾、健脾明目。用于白内障、青光眼、高血压、肝炎、肝硬化的辅助调养。

食用宜忌：肾脏患者、缺铁性贫血患者不宜多食。

11. 虫草炖甲鱼

药膳食材：甲鱼750g，冬虫夏草12根，水发香菇50g，盐5g，料酒15ml，味精2g，鸡骨架1副，鲜汤1000ml，葱10g，生姜5g。

制作方法：将甲鱼宰杀，剁去头、尾及爪尖，弃肠杂，洗净后入80℃水中焯一下，刮去黑皮剁成块。葱切段，生姜拍松，鸡骨架洗净，冬虫夏草用温水洗净。将甲鱼、鸡骨架、葱、生姜、冬虫夏草放入锅内，加鲜汤、盐、料酒，武火煮20分钟，捞出葱、生姜、鸡骨架。加香菇，武火烧沸，放入味精即成。

功效疗效：益肝肾、滋阴润肺、补气养血。用于肝炎、肝硬化等辅助治疗。

12. 枸杞子鲜虾饺

药膳食材：面粉100g，枸杞子嫩尖100g，冬笋50g，鲜虾仁100g，枸杞子10g，盐5g，味精2g，料酒5g，白糖5g，湿淀粉20g，植物油50ml。

制作方法：将枸杞子嫩尖、冬笋洗净，剁成末。鲜虾仁冲洗干净，沥干水，剁成蓉。枸杞子用温水泡透，捞出沥水。炒锅烧热，加入植物油40g，放入嫩枸杞子尖末、冬笋末，略炒，加入虾仁蓉煸炒，加入料酒、盐、白糖、味精、湿淀粉，炒匀，出锅凉后即成为馅料。面粉放入盆内，加植物油10g，用热水揉面团，制作面剂子，擀成面皮。用面皮包馅料成饺子，顶部留3个小空洞，将泡好的枸杞子放入空洞中，成"品"字形饺子生坯。饺子生坯摆入小蒸笼中，用武火沸水蒸5分钟即熟。

功效疗效：清肝火、凉血热、补肝肾。用于肝炎、肝硬化的辅助治疗。

食用宜忌：患有疮痿及阴虚火旺者忌食用。

13. 杜仲黄芪煲乌龟

药膳食材：杜仲10g，黄芪30g，乌龟300g，薏苡仁15g，生姜2片。

制作方法：将乌龟入热水锅内，将水慢慢烧开，乌龟烫杀，去龟壳及内脏，洗净后切成块。薏苡仁洗净略炒。黄芪、杜仲、生姜分别洗净。将以上用料一同放入砂锅内，加适量水，以武火煮沸后，改用文火煲2小时，调味即成。

功效疗效：健脾益肾、利水消肿。用于肝炎、肝硬化、高血压的辅助治疗。

食用宜忌：凡表实邪盛、内有积滞、阴虚阳亢、疮疡阳证实证等不宜食用。

14. 板栗烧鲤鱼

药膳食材：净鲤鱼1000g，板栗350g，生姜片15g，葱段15g，大蒜头3g，盐3g，料酒50ml，红糖10g，酱油10ml，植物油适量。

制作方法：将鲤鱼两边各剞四刀。大蒜头剥去皮拍破。板栗用刀切一小口，放入沸水锅中煮透，剥去外壳和种皮。鲤鱼用料酒、盐、酱油、葱段、生姜片、大蒜头、红糖腌20分钟，将大蒜头、生姜片、葱段装入鱼腹内待用。炒锅烧热，放油烧至七成热，放入鲤鱼炸成黄色捞起，将板栗肉下锅炸约2分钟捞起。锅内加入清水600ml，待水沸时放入炸好的鲤鱼和板栗肉，用文火慢炖，中间将鲤鱼翻一次身，至板栗肉熟时，放入味精调味即成。

功效疗效：健脾利水、抗衰延年。用于肝炎、肝硬化。

食用宜忌：不宜与天冬、狗肉、麦冬、紫苏、龙骨、朱砂、赤小豆、咸菜同食；外感表证，痰湿实热内盛，产后，小儿患者均不宜食用。

15. 赤豆玫瑰饺

药膳食材：面粉100g，赤小豆100g，白糖80g，糖玫瑰15g，植物油30ml。

制作方法：将赤小豆淘洗干净，用水浸泡一夜，倒入锅内，加水煮至熟

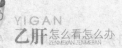
烂，捞出用铜丝罗筛擦去豆皮即成豆沙。炒锅上火，加植物油烧热，先加入白糖，糖熔化后加入豆沙，用文火翻炒，直至水分炒干，再加糖玫瑰，炒透，盛出即成馅料。面粉加热水，拌匀，和成热水面团，揉匀，放在案板上摊凉，再揉匀揉透，搓成长条，揪成小面剂子，再擀成中间稍厚的圆形面皮。将馅料放入面皮里，包馅把口捏紧。放入蒸笼里，蒸锅放开水，武火蒸15分钟即熟。

功效疗效：健脾养血、润肠通便。用于乙型肝炎的辅助治疗。

食用宜忌：久食赤小豆可损阴伤阳，体弱久病者不宜食用。

16. 生地黄柴胡炖甲鱼

药膳食材：甲鱼1个，生地黄15g，柴胡9g，地骨皮15g，料酒10ml，生姜5g，葱10g，盐3g，鸡精2g，味精2g。

制作方法：将甲鱼放入锅内文火烧热，使之排尽尿液，烫杀后去内脏。生地黄、柴胡、地骨皮洗净与甲鱼同放入瓦煲内武火烧开。加入料酒、生姜、葱，文火炖汤。肉熟透加盐、鸡精、味精即可。

功效疗效：滋阴润肺。用于肺结核低热、肺气肿、糖尿病、肝炎、肝硬化的辅助治疗。

食用宜忌：气滞痰多、脘腹胀痛、食少便溏者忌用。

17. 鸡骨草煲田螺

药膳食材：田螺300g，鸡骨草50g，盐3g，味精2g。

制作方法：田螺用清水养1～2天，多次换水，去除污泥。将田螺尖部斩去少许，放入锅内，加鸡骨草，加清水适量，中火煲汤。田螺熟透，去鸡骨草，加盐、味精，饮汤食田螺肉。

功效疗效：清热利湿、生津止渴、退黄疸。用于急性病毒性肝炎、肝功能损害。

18. 金针菜炖泥鳅

药膳食材：泥鳅50g，金针菜（干品）20g，生山楂6g，生姜10g。

制作方法：泥鳅用清水养一天后洗净，沸水烫泡去黏液，去肠杂，捞出备用。金针菜浸泡1小时后洗净，加清水适量，武火煮沸，加入泥鳅、山楂、生姜，文火煮1小时，加盐调味即可饮汤食肉。

功效疗效：利尿消肿。用于病毒性肝炎的辅助治疗。

食用宜忌：不适合孕妇食用。

19. 泥鳅炖豆腐

药膳食材：泥鳅120g，豆腐100g，盐3g，味精2g。

制作方法：将泥鳅洗用清水养一天，使泥鳅吐尽泥水，宰杀洗净，去肠杂及鳃，用开水脱去黏液及血水，与豆腐同放入锅内，加清水适量，煮沸后加盐，煮至泥鳅熟烂即可食用。

功效疗效：健脾益气、除湿退黄。适用于黄疸型肝炎、肝硬化腹水。

食用宜忌：肝病有肝性脑病倾向者忌食；患严重肾脏病、痛风、消化性溃疡、动脉硬化、低碘者应忌食。

20. 地耳草煮鸡蛋

药膳食材：地耳草30g（鲜品60g），金钱草20g，鸡蛋2个。

制作方法：将地耳草、金钱草、鸡蛋洗净加清水同煮，待蛋熟后剥去蛋壳，再煮15分钟。饮汤食蛋。

功效疗效：利湿退黄。适用于湿热黄疸性肝炎。

21. 太子参炖乌鸡

药膳食材：太子参10g，当归10g，乌骨鸡1只，制首乌15g，葱20g，生姜10g，料酒10ml，盐3g。

制作方法：将乌骨鸡宰杀后，去毛、肠杂及爪，洗净待用。将太子参、当归、制首乌洗净，放入纱布袋中，置沙锅中加水2000ml，武火烧开，改文火煎煮30分钟，捞去纱布袋，投入乌骨鸡、葱段、生姜片、料酒、盐，加盖焖煮至酥烂即成。

功效疗效：温中益气、补精填髓。适用于慢性肝炎。

22. 山楂绿豆糕

药膳食材：山楂50g，粳米150g，绿豆50g，白糖30g，糯米100g。

制作方法：将山楂去皮，去子，洗净；绿豆淘洗干净，浸泡去壳；糯米、粳米淘洗干净。山楂放入高压锅内，用武火蒸15分钟，冷却，捣成山楂泥，绿豆单独放在高压锅内，用武火蒸15分钟，冷却，捣成绿豆泥。粳米、糯米放高压锅内，蒸15分钟后捣成泥。将绿豆泥、白糖混匀，山楂、白糖、糯米、粳米混匀，分别将绿豆泥、山楂米泥摊放在搪瓷盘内（先将山楂米泥摊在盘里，约0.4cm厚，再在山楂米泥上摊放绿豆泥0.4cm厚），用刀压紧后，切成小块即成。

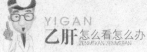
功效疗效：消食化积、散瘀行气、止咳化痰、清热解毒。适用于肝炎、肝硬化的辅助治疗。

23. 灵芝凤爪

药膳食材：灵芝30g，鳖血50g，鸡爪500g，草果2个，料酒10ml，桂皮10g，生姜5g，葱10g，大茴香2粒，小茴香10g，盐3g，胡椒3g，味精2g，白糖10g，鸡精2g，酱油10ml，植物油50ml。

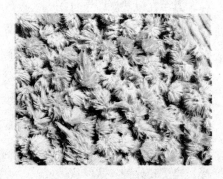

制作方法：将灵芝与鳖血一起炒制，鸡爪洗净，去爪甲。生姜切片，葱切段，大茴香等香料洗净，灵芝与凤爪先煮12分钟。将炒锅置于火上烧热，下入植物油，烧六成热时，下入生姜、葱、白糖、酱油、香料、料酒，炒成枣红色，下入清水约2800ml，煮40分钟，待有香味，加入鸡爪卤30分钟即可。

功效疗效：益精气、止咳喘、利关节、安心神、降血糖。适用于冠心病、心律失常、急性传染性肝炎的辅助治疗。

24. 番茄牛肉

药膳食材：鲜番茄250g，牛肉150g，花生油5ml，盐2g，白糖5g。

制作方法：牛肉切成小块，先煮30分钟，再放入番茄、盐、花生油、糖，同煮30分钟。

功效疗效：益肝养血、健脾消食。适用于慢性肝炎。

25. 紫珠鸡蛋

药膳食材：大叶紫珠草60g，鸡蛋2个。

制作方法：将紫珠草与鸡蛋同放入锅中，煮熟后，将鸡蛋捞出去壳，再放回锅中煮，至鸡蛋发黑即可。

功效疗效：消肿散瘀。

26. 薏苡仁冬瓜脯

药膳食材：薏苡仁20g，草菇30g，蘑菇30g，香油3ml，盐5g，高汤50ml，生粉25g，冬瓜1000g。

制作方法：冬瓜切成大块，整块用沸水焯一下，捞起沥干水分。将整块冬瓜上蒸盆内，加入高汤，煮熟薏苡仁，上笼蒸35分钟，取出待用。将草菇、蘑菇一切两半。将草菇、蘑菇下热油锅略爆炒，加入盐、清水、生粉、香油。勾好芡，淋在冬瓜脯上即成。

功效疗效：清热解毒、利水消肿。适用于肝炎、糖尿病、消化不良、高血压。

27. 参杞烧海参

药膳食材：水发海参300g，党参15g，枸杞子15g，玉兰片50g，酱油20ml，料酒15ml，白糖6g，味精2g，淀粉20g，清汤80ml，植物油35ml，葱段10g，椒油少许。

制作方法：党参切片，按水煮提取法提取党参浓缩汁10ml。枸杞子洗净，置小碗内，上屉蒸熟。将发好的海参顺直切，大的用刀切3块，小的切2块。葱切段，玉兰片切薄片，用沸水烫一下。将切好的海参，先用沸水烫好。炒勺加油，待熟时，加葱烹锅。将海参投入炒勺中，加入调料翻炒。汤沸时，移至小火煨烤，烤至汤汁适宜时，加入党参浓缩汁及玉兰片。调好口味，再加入蒸熟的枸杞子，用淀粉勾芡，加椒油即成。

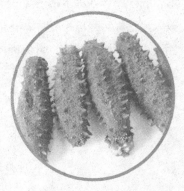

功效疗效：补益脾肾、填精养血。适用于慢性肝炎、贫血、肺结核。

28. 枸麦蒸蛋

药膳食材：枸杞子30g，麦冬10g，鸡蛋400g，猪瘦肉30g，花生米30g，盐3g，香葱花5g，胡椒粉0.5g。

制作方法：将枸杞子挑选后洗净，入沸水中略焯一下。把麦冬洗净，入沸水中煮熟，切成碎末备用；将鸡蛋打在碗中，加盐少许，清水300ml及少量味精、胡椒粉，充分搅散搅匀后倒进一碗中（碗壁涂油），蒸熟（约10分钟）；将猪瘦肉切成丁，拌盐和湿淀粉少许，在烧热的花生油锅中急炒至熟，花生米煎脆；将备好的熟枸杞子、麦冬碎末、肉丁和脆花生米铺在刚熟的蒸蛋上面。

功效疗效：适用于糖尿病和慢性肝炎、早期肝硬化，以及肝肾不足。

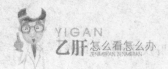

29. 夏枯草煲猪瘦肉

药膳食材：夏枯草20g，猪瘦肉50g，盐适量。

制作方法：将夏枯草洗净；猪瘦肉洗净，切成片。将切好的猪肉与夏枯草一同放入煲中。用文火煮至猪肉熟烂，加盐调味。

功效疗效：清肝散结、降压。适于高血压、肝炎患者食用。

30. 灵芝兔肉

药膳食材：兔肉500g，灵芝15g，姜片、花椒、香油、盐、葱段、味精、卤汁、植物油各适量。

制作方法：将灵芝去杂，洗净切片；兔子宰杀后，剥去皮，去内脏、脚爪，洗净后，入沸水锅内焯一下，捞出洗净。将净兔肉放入锅内，加水适量，放入灵芝片、葱段、姜片、花椒、味精，煮至兔肉熟烂捞出。拣出灵芝片，下油锅炸酥，捞出沥油。将兔肉放入卤汁锅中，卤入味。捞出切块放盘内。用香油、味精边拌边撒入炸好的灵芝片即成。

功效疗效：补气益血、养心安神。适用于肝炎。

药茶疗法30方

茶可以帮助人们清除体内的"垃圾"，保持身体的健康，所以药茶现在已经成为最时尚的疗病方式。

1. 玉米须茵陈茶

药茶原料：玉米须100g，茵陈50g，栀子25g，广郁金25g。

制作方法：水煎，去渣。

功效疗效：清热利湿。用治黄疸性肝炎、脂肪肝，有降低血脂之作用。

用法用量：每日2～3次，分服。

2. 滋水清肝饮

药茶原料：熟地黄15g，山茱萸12g，山药12g，白芍12g，当归10g，酸枣仁10g，柴胡10g，茯苓10g，泽泻10g，牡丹皮10g，栀子10g。

制作方法：水煎服。

功效疗效：滋阴补肾、舒肝健脾。适用于慢性肝炎、慢性胃炎等而属肝肾阴虚、气郁脾弱者。

用法用量：每日2次。

3. 茜草茵陈茶

药茶原料：山药、茜草、茵陈各20g，甘草15g，白糖适量。

制作方法：上方前四味药量加大20倍，共研为末。每次用50～70g，置于保温瓶中，冲入适量沸水，盖闷20分钟后，代茶频频饮用。饮时取清汁，加入适量糖。

功效疗效：活血化瘀、清热利湿。适用于急性黄疸性病毒性肝炎的发热。

用法用量：每日1剂。

食用宜忌：脾胃虚寒、消化不良患者不宜长期饮服。

4. 延年益寿不老茶

药茶原料：生地黄、熟地黄、天冬、麦冬、人参各90g，何首乌240g，地骨皮、茯苓各150g。

制作方法：照上方组成比例，研成粗末。每日30～50g，放入保温瓶中，以沸水冲大半瓶，盖闷20～30分钟后饮用。

功效疗效：补肾益精。适用于慢性肝炎患者。

用法用量：频频饮用，至傍晚饮完。饮水量大者，可以再次冲入沸水，继续饮用。此茶可长期连续使用。

食用宜忌：饮食呆滞、脘腹饱胀者，可暂停饮用。

5. 茵陈绿茶

药茶原料：茵陈30g，生大黄6g，绿茶3g。

制作方法：前两味共研粗末。每次用30～50g，置保温瓶中，冲入沸水适量，泡闷10分钟后，加入绿茶3～4g，再盖闷5分钟。

功效疗效：清热利湿、通腑退黄。适用于急性黄疸性肝炎。

用法用量：代茶饮用，每日1～2剂，连服10～15天。

6. 蛇舌草泄肝茶

药茶原料：白花蛇舌草50g，茵陈15g，生甘草5g。

制作方法：上方药量加大20倍，共研粗末。每次用60～90g，置于保温瓶中，冲入适量沸水，盖闷15分钟后饮用。

功效疗效：清热解毒、利湿退黄。用于黄疸性肝炎。

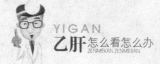

用法用量：代茶频频饮用。每日1剂，连服2周。

7．大蓟、小蓟茶

药茶原料：大蓟、小蓟鲜草各60g。

制作方法：将鲜草洗净捣烂，绞取药汁。

功效疗效：清热解毒，护肝退黄。适用于传染性肝炎，症见恶寒发热，全身皮肤、巩膜黄染，纳差，厌油，肝脾大。

用法用量：以温开水冲服。每日2剂。

8．清肝降酶茶

药茶原料：垂盆草30g，大青叶10g，虎杖15g。

制作方法：上方药量加大20倍，共研为末。每次用40～60g。置于保温瓶中，用沸水冲泡，盖闷15分钟后饮用。

功效疗效：清利湿热、解毒降酶。适用于病毒性肝炎，黄疸不明显或黄疸消退后氨基转移酶、碱性磷酸酶、乳酸脱氢酶等居高不下者。

用法用量：代茶频饮。每日1剂。

9．茵陈玉米须茶

药茶原料：玉米须30g，茵陈、蒲公英各15g。

制作方法：上方药量加大10倍，共研为末。每次用50～60g，置于保温瓶中，冲入沸水适量，盖闷20分钟。

功效疗效：清热利湿、利胆退黄。适用于传染性肝炎，症见恶寒发热、神疲、纳差、厌油、肝区饱胀、肝脾大、皮肤及巩膜黄染、色鲜明、小便发黄等。

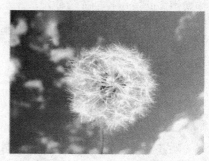

用法用量：代茶频饮。每日1剂。

10．玫瑰花茶

药茶原料：玫瑰花10g。

制作方法：4～6月间，当花蕾将开放时分批采摘。用文火迅速烘干或晒干，用时摘除花柄及蒂，每次用10g，以沸水冲泡。

功效疗效：舒肝和胃、活血止痛。用于肝炎恢复期及胆囊炎、胆石症发作期的辅助治疗。

用法用量：代茶饮用，每日2～3次。

11. 玉米须茶

药茶原料：玉米须50g。

制作方法：本品洗净，晒干后备用。每次取30～60g，置保温瓶中，以温水适量冲泡，盖闷10多分钟。

功效疗效：利水消肿。用于水肿、小便不利，如黄疸性肝炎、胆囊炎、胆结石症等。

用法用量：代茶饮，每日1剂。

12. 茵陈茶

药茶原料：茵陈100g。

制作方法：将茵陈切碎备用，每次取10g，用沸水冲泡，也可加工煎煮后饮用。

功效疗效：清热利湿、退黄利胆。适用于湿热黄疸及肝炎、胆囊炎、胆结石等。

用法用量：代茶饮用。

13. 山茶

药茶原料：凤尾茶（野山茶、东紫苏）10g。

制作方法：将山茶切碎，沸水适量泡数分钟后饮用。

功效疗效：解表升阳、清肝理气。适用于外感风寒、咽喉疼痛、肝炎、目痛、消化不良。

用法用量：代茶饮用。

14. 丹参黄豆汁

药茶原料：丹参500g，黄豆1000g，蜂蜜250g，冰糖30g。

制作方法：丹参洗净，先后煎熬2次，过滤出药汁，将两次滤液兑在一起，备用；黄豆洗净，冷水浸泡1小时，然后倒入锅内，武火烧沸，转用文火慢炖3小时，至黄豆酥烂，端锅后趁热将豆汁滤出；将丹参汁、黄豆汁一同倒入瓷盆内，加蜂蜜、冰糖，盖盖儿后上笼蒸2小时，待冷却后装入瓷瓶贮存。

功效疗效：适合于各型慢性肝炎。

用法用量：每次1匙，饭后1小时用开水冲服。

15. 茵陈蛇舌草茶

药茶原料：茵陈30g，白花蛇舌草30g，绿茶5g，生甘草5g。

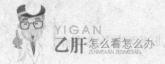

制作方法：先将茵陈、白花蛇舌草、甘草加水煮沸15分钟左右，取药汁冲泡茶叶。

功效疗效：清热化湿，解毒退黄。用于肝癌腹水、黄疸、肝硬化。

用法用量：每日1剂，不拘时徐徐饮之。

16. 灵芝虫草茶

药茶原料：灵芝10g，冬虫夏草3g，上好绿茶3g。

制作方法：灵芝研成粗末，与冬虫夏草、茶叶一起放入杯中，用沸水冲泡15分钟即可。

功效疗效：慢性肝病恢复期或防止肝癌癌前病变的辅助治疗。

用法用量：每日多次饮用。1个月为一个疗程，可饮用多个疗程。

17. 芹菜大枣茶

药茶原料：芹菜250g，大枣15g，红糖适量。

制作方法：芹菜洗净切段，大枣去核，加清水1500ml，煮1小时，分次食用。

功效疗效：补脾和胃、解药毒、利尿、退黄。用于急慢性肝炎。

用法用量：随量服用。

18. 夏枯草冰糖茶

药茶原料：夏枯草30～60g，冰糖15g。

制作方法：将夏枯草洗净，煎取浓汁，去渣，加入冰糖煮至溶化。

功效疗效：清肝火、散郁结、降血压、明目、消肿。用于急性黄疸性肝炎。

用法用量：代茶饮。

食用宜忌：阳虚痰湿内盛者慎用。

19. 墨旱莲大枣茶

药茶原料：鲜墨旱莲50g，大枣10枚。

制作方法：将墨旱莲和大枣洗净，一同放入锅中，加适量的水煨汤，然后去渣即成。

功效疗效：滋补肝肾、滋阴养血、凉血止血、消痈解毒。用于肝炎、肝硬化。

用法用量：代茶饮。

食用宜忌：外感表证，虚寒泄泻者忌用。

20. 佛手露

药茶原料：佛手柑500g。

制作方法：用蒸馏法将佛手柑蒸馏，所得蒸馏液即是佛手露，瓷瓶封贮。

功效疗效：本方适用于慢性肝炎而肝胃气痛表现突出者。

用法用量：每次取30~120g，隔水炖温饮之。

21. 藕蚕煎

药茶原料：藕500g，僵蚕7个，红糖120g。

制作方法：将藕洗净去皮，僵蚕洗净，同放入锅内加清水煎煮，藕熟后连汤食用。

功效疗效：清热、收敛、止痛。用于肝炎、肝硬化辅助治疗。

用法用量：连续食用1周。

食用宜忌：孕妇，女性月经期或月经过多者慎用。

22. 薏仁银豆饮

药茶原料：赤小豆50g，薏苡仁50g，忍冬藤15g，盐3g。

制作方法：先将赤小豆、薏苡仁加水适量，煮至豆九成熟时，再加入忍冬藤继续煮至豆熟透，去药渣，加盐即可饮汤食豆。

功效疗效：清热、利湿、祛风。用于风湿性关节炎、类风湿关节炎、肝炎等病症。

用法用量：连续食用1周。

23. 玫瑰蜜桃饮

药茶原料：枸杞子15g，玫瑰花3朵，蜜桃100g，冰糖20g。

制作方法：将枸杞子洗净，去果柄及杂质；蜜桃洗净，去皮、核，切片；玫瑰花去蒂，洗净，撕成瓣状。将枸杞子、蜜桃、玫瑰花同放炖锅内，加适量清水，置武火上烧沸，再用文火煮30分钟，加入冰糖搅匀溶化即成。

功效疗效：滋养肝血、行气解郁。适用于肝炎、肝硬化的辅助治疗。

用法用量：随量饮之。

24. 虎杖茵陈汤

药茶原料：虎杖10g，茵陈15g，大枣12g。

制作方法：将虎杖、茵陈、大枣洗净，加清水适量煎煮，去渣取汁代茶饮。

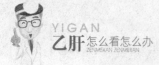
功效疗效：利湿退黄、清热解毒。用于黄疸性肝炎、肝性脑病。

用法用量：每日2次，连服7天。

25. 金钱草薏苡仁茶

药茶原料：薏苡仁50g，金钱草50g（鲜品加倍）。

制作方法：将薏苡仁洗净，加清水适量，煮至熟烂，加金钱草煮沸10分钟，捞去金钱草即可食薏苡仁喝汤。

功效疗效：利湿、退黄、消肿。用于肝硬化腹水、病毒性肝炎。

用法用量：随量饮之。

26. 蜜糖金银花露

药茶原料：金银花50g，蜂蜜50ml。

制作方法：将金银花洗净，放沙锅内，加水适量，用文火煎煮，放凉后去渣取汁2碗。

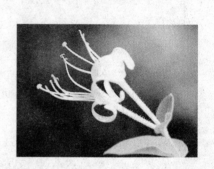

功效疗效：清热解毒、润肠通便。适用于肝炎。

用法用量：每次取金银花汁一碗，放蜂蜜25ml，搅匀顿服，每日2次。

27. 五味子茶

药茶原料：五味子2～6g。

制作方法：水煎去渣。

功效疗效：敛肺滋阴、生津敛汗。适用于乙肝属阴虚型。

用法用量：代茶饮。

28. 鱼腥草茶

药茶原料：鱼腥草180g，白糖30g。

制作方法：水煎服。

功效疗效：清热祛湿。用于急性黄疸性肝炎。

用法用量：每日1剂，连服5～10剂。

29. 灵芝甘草茶

药茶原料：灵芝10g，甘草8g。

制作方法：水煎服。

功效疗效：治迁延性肝炎。

用法用量：代茶饮。

30．核桃枝茶

药茶原料：核桃茎枝30g。

制作方法：核桃枝切段，加水适量煎30分钟。

功效疗效：用于急性肝炎后期，降氨基转移酶。

用法用量：取汁代茶饮，每日1剂，儿童减半，连服1个月以上。

粥汤疗法30方

粥汤是我们每天饮食中不可缺少的营养，粥汤对于乙肝患者也有食疗作用。

1．泥鳅豆腐汤

粥汤食材：泥鳅5条，豆腐1块，盐、味精各少许。

制作方法：泥鳅放清水中，滴几滴食油，让泥鳅吃油及清水后，排出肠内粪便，取出泥鳅同豆腐块一起炖熟，加盐及味精调味。

功效疗效：除热祛湿。用治黄疸。

用法用量：随量食用，每日2次。

2．大田螺汤

粥汤食材：大田螺10～20个，黄酒半小杯。

制作方法：田螺放于清水中漂洗干净，捣碎去壳，取螺肉加入黄酒拌和，再加清水炖熟。

功效疗效：清热利湿、通便解毒。用治湿热黄疸、小便不利及水肿。

用法用量：饮其汤，每日1次。

3．黄鳝芦根汤

粥汤食材：黄鳝3条，芦根30g，桑寄生60g，油、盐各少许。

制作方法：黄鳝去肠及内脏，切段，洗净，与芦根、桑寄生加水同煨汤，以油、盐调味。

功效疗效：清热、利湿、补气、养血。适于慢性肝炎患者。

用法用量：吃黄鳝饮汤。

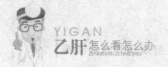

4. 大麦芽汤

粥汤食材：大麦芽50g，茵陈50g，橘皮25g。

制作方法：水煎汤。

功效疗效：健胃、消化、消暑。治急、慢性肝炎后遗症，如胸闷、痞胀、食欲缺乏等。

用法用量：每日早、晚分服。

5. 大枣花生汤

粥汤食材：大枣、花生仁、冰糖各50g。

制作方法：加水先煮花生仁，后下大枣、冰糖。

功效疗效：补中益气、坚志强力、治虚损。对于急、慢性肝炎和肝硬化血清转氨酶较高者有效。

用法用量：每日睡前1剂，连续饮食1个月。

6. 米醋猪骨汤

粥汤食材：米醋1000ml，鲜猪骨500g，红糖120g，白糖120g。

制作方法：置锅内以醋共煮不加水，沸后30分钟取出过滤。

功效疗效：消渴，治诸疮，下痢。用于治急、慢性病毒性肝炎。

用法用量：每次成人30～40ml，小儿10～15ml，每日3次，饭后服，1个月为一个疗程。

食用宜忌：对有高热者不适宜服用。

7. 赤豆茅根汤

粥汤食材：赤小豆120g，白茅根60g。

制作方法：共放锅中加水适量，煮至豆烂待用。

功效疗效：利水除湿、和血排脓、消肿解毒、止痢通乳。适用于水肿、黄疸、泻痢、便血、痈肿、少乳等。

用法用量：每日1剂，分2次吃豆喝汤。

食用宜忌：凡是脾胃虚寒者、滑泄者不宜食用。

8. 四妙蜜浆

粥汤食材：白蜂蜜500ml，生地黄500g，枸杞子500g，山药500g。

制作方法：将生地黄洗净切细，与枸杞子同入沙锅，加水适量，煎取浓汁，去渣；将药汁与蜂蜜调匀，瓶装备用。

功效疗效：滋阴养血、柔肝补肾。用于慢性肝炎、肝硬化、肝癌。

用法用量：每次空腹饮100ml。早、晚各饮1次。

9. 女贞子粥

粥汤食材：女贞子15g，大米100g，白糖适量。

制作方法：将女贞子洗净，放入锅中，加清水适量，水煎取汁，再加大米煮粥。待熟时调入白糖，再煮一二沸即成。

功效疗效：滋补肝肾、明目养阴。用于慢性肝炎、早期肝硬化、肝炎后再障伴有肝肾阴虚证候者。

用法用量：早、晚服食。

食用宜忌：本品虽补而不腻，但性质寒凉，故平素脾胃虚寒、慢性泄泻者不宜选用。

10. 蒲公英粥

粥汤食材：蒲公英30g（鲜者加倍），大米100g，白糖适量。

制作方法：将蒲公英择净，放入锅中，加清水适量，浸泡5～10分钟后，水煎取汁，加大米煮粥；或将鲜蒲公英择洗干净，切细，待粥熟时调入粥中，纳入白糖，再煮一二沸即成。

功效疗效：清热解毒、消肿散结。适用于传染性肝炎。

用法用量：每日1剂，连续3～5天。

食用宜忌：蒲公英用量不宜过大，过大易致缓泻。

11. 栀子粥

粥汤食材：栀子3g，大米50g，白糖适量。

制作方法：将栀子择净，研为细末；取大米淘净，放入锅中，加清水适量煮粥，待熟时调入栀子、白糖等，煮至粥熟服食。

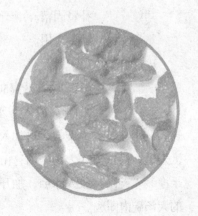

功效疗效：清热解毒、消肿散结。适用于传染性肝炎。

用法用量：每日1剂，连续3～5天。

食用宜忌：本品不宜小儿服食，以免苦寒伤胃；脾胃虚寒、食少便溏者不宜选用。

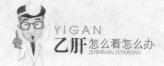

12. 六味地黄汤

粥汤食材：熟地黄15g，山药12g，山茱萸12g，茯苓10g，泽泻10g，牡丹皮10g。

制作方法：水煎服。

功效疗效：滋补肝肾。适用于慢性肝炎属肝肾阴虚证者。

用法用量：每日2次。

食用宜忌：感冒期间及身热饮冷、舌红苔黄等之实热证者，均不宜服。

13. 山地二子甲鱼汤

粥汤食材：甲鱼1只约1000g，枸杞子30g，山药30g，熟地黄15g，女贞子15g，生姜、葱段、味精、盐各适量。

制作方法：将甲鱼先放温水中，使其放尽尿，宰去头，剖除内脏，刮洗干净；将枸杞子、山药、熟地黄、女贞子洗干净，用纱布袋装好，扎紧口备用；将药袋纳入甲鱼腹中，放入沙锅，加水适量，加入生姜、葱段。先用武火烧开，后以文火慢炖，至甲鱼熟烂时，拣去药袋，加入味精、盐调味即成。

功效疗效：滋阴血、补肝肾。适用于慢性肝炎属肝肾阴虚证者。

用法用量：随量食用。

14. 山药粥

粥汤食材：山药200g，糯米120g。

制作方法：将山药洗净去皮，切成碎块；将糯米淘洗干净后放入锅中，添水适量，烧开；待糯米煮至半熟时，加入山药碎块，搅匀、煮熟，即可食用。

功效疗效：补肾固精。用于慢性肝炎。

用法用量：随量食用。

15. 山药龙眼燕窝汤

粥汤食材：山药20g，燕窝50g，龙眼肉20g，枸杞子20g，冰糖50g。

制作方法：将燕窝放入开水中浸泡约20分钟，再换入清水，拣去绒毛污物，洗干净装入大碗内，再加入适量清水。上笼用武火蒸约半小时，燕窝即涨大发透，捞出盛入大汤碗内；山药、龙眼肉、枸杞子用温水浸泡几分钟后，洗干净装入碗内，放入冰糖，加开水适量，入笼蒸化，去掉沉淀物，倒入装燕窝的大汤碗内即成。

功效疗效：滋阴养血、补肝明目。适用于慢性肝炎属阴血亏虚者。

用法用量：随量食用。

16. 山药黄精鲫鱼汤

粥汤食材：山药30g，鲫鱼250g，黄精15g，生姜3片，食盐、味精各少许。

制作方法：鲫鱼去鳞、鳃及内脏，洗净切段，黄精、山药、生姜分别洗净，切成小块；将以上用料一起放入炖盅内，加开水适量，炖盅加盖，用文火隔水炖2小时，加入食盐、味精调味供用。

功效疗效：益阴养肝、健脾补气。适用于慢性肝炎、迁延性肝炎属脾虚阴亏者。

用法用量：随量食用。

17. 生地黄枸杞子粥

粥汤食材：生地黄20g，枸杞子叶30g，枸杞子20g，粳米100g，白糖适量。

制作方法：枸杞子叶用水洗净后略泡，枸杞子拣去杂质而泡发。生地黄切碎如丁。先以粳米和枸杞子叶加水适量，如常法煮粥，半熟时再加入枸杞子。粥熟后加入生地黄、白糖调匀。

功效疗效：补虚益精、养阴补血、补肾助阳。适用于肝肾精亏而致慢性肝炎、脂肪肝。

用法用量：每日2次，早、晚服食。

食用宜忌：外感邪热和脾虚湿盛者不宜服食，青年男女及有性功能亢进者不宜多食。

18. 金银花菊花粥

粥汤食材：金银花6g，杭白菊花6g，粳米100g。

制作方法：将金银花和杭白菊花焙干研末备用。粳米淘洗干净放入锅内，加清水1000ml，武火烧开，转文火熬煮成粥，缓缓调入药末，稍煮即成。

功效疗效：清热解毒、清肝、降血压。用于肝炎、肝硬化。

用法用量：随量食之。

19. 茯苓粥

粥汤食材：茯苓粉30g，粳米100g，大枣20个。

制作方法：将粳米、大枣分别淘洗干净，同放锅中，加水适量，煮为粥；成粥后下茯苓粉，再煮数沸即可食用。

功效疗效：健脾养肝，利湿祛邪。适合于各型慢性肝炎患者。

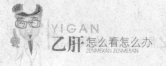

用法用量：温热空腹食之，也可根据口味酌加红糖。每日早、晚2次分服。

20. 绵茵陈粥

粥汤食材：绵茵陈60g，粳米30g，白糖适量。

制作方法：将茵陈洗净、水煎，先后2次，滤汁，将两次药汁合在一起，备用；将粳米淘洗干净，加入以上药汁，文火煮成稀粥，调入白糖即可食用。

功效疗效：适合于急性黄疸性肝炎证属湿热者。

用法用量：每日2次食用。

21. 车前鸡骨蚌肉汤

粥汤食材：车前草30g，鸡骨草20g，蚌肉120g，生姜4片。

制作方法：将车前草、鸡骨草洗净，切碎；蚌用清水养1～2天，去尽污泥，然后用开水略煮，去壳取肉；把全部加工后的原料一并放入锅内，加入生姜，加清水适量，武火煮沸后，文火慢炖1～2小时，然后端锅，调味即可食用。

功效疗效：适用于治疗黄疸性肝炎的湿热型。

用法用量：在黄疸期每日1次，佐餐食用。

22. 白茅根瘦肉汤

粥汤食材：猪瘦肉250g，白茅根60g。

制作方法：将白茅根洗净，切段，猪瘦肉洗净，切块；把全部用料一起放入锅内，加清水适量，武火煮沸后，文火慢炖，至肉熟烂即可食用。

功效疗效：适用于急性黄疸性肝炎属湿热者。

用法用量：每日或隔日1次。

23. 何首乌山楂粥

粥汤食材：何首乌30g，山楂25g，粳米100g，红糖15g，大枣20枚。

制作方法：将粳米洗净，山楂切片，何首乌洗净，切成小块；把全部用料放入纱布袋内。沙锅内放入清水，放入用纱布包裹的何首乌、粳米、大枣同煮1小时，加红糖，除去何首乌药渣，即可食用。

功效疗效：养血活血、补益肝肾。用于肝炎、肝硬化辅助治疗。

用法用量：随量食用。

食用宜忌：孕妇、腹泻者慎用。

24. 马齿苋薏苡仁瘦肉粥

粥汤食材：猪瘦肉60g，马齿苋30g，生薏苡仁30g，粳米60g。

制作方法：将马齿苋去根、洗净、切碎，生薏苡仁、粳米洗净，猪瘦肉洗净并切粒；把全部用料一起放入锅内，加清水适量，武火煮沸后，文火煮成稀粥。调味即可食用。

功效疗效：适合于慢性肝炎或急性肝炎恢复期脾虚有湿者。

用法用量：随量食用。

25. 龙眼山药甲鱼汤

粥汤食材：甲鱼1只约500g，龙眼10g，山药30g，生姜适量。

制作方法：将甲鱼宰杀，去肠杂，洗净，用开水焯去血水；将龙眼、山药洗净，生姜洗净切片；把全部用料一起放入炖盅内，加开水适量，炖盅加盖，文火隔开水炖2小时。然后调味即可食用。

功效疗效：适合慢性肝炎阴亏血少症。

用法用量：随量吃肉喝汤。

26. 橘皮玉米粥

粥汤食材：陈橘皮20~60g，玉米研碎50~100g，白糖适量。

制作方法：先将橘皮入水中煎煮30分钟左右，去渣取汁。再将玉米入前汁中熬成稀粥状，调入白糖后食之。

功效疗效：舒肝解郁。适用于肝郁者。

用法用量：随量食用。

27. 丹参黄精粥

粥汤食材：紫丹参、黄精各9g，粳米50~100g，冰糖适量。

制作方法：先将丹参与黄精一同入水中煎煮约30分钟，去渣取汁，再将粳米入前汁之中熬粥，待粥将成时加冰糖，继续用文火熬片刻即可。

功效疗效：慢性肝炎。

用法用量：早餐或晚餐食之。

28. 太子参山药粥

粥汤食材：太子参30g，山药25g，薏苡仁20g，莲子15g，大枣15枚，糯米50g，红糖适量。

制作方法：将太子参、山药、薏苡仁、莲子、大枣洗净用清水泡涨后，捞出，与淘洗干净的糯米一同放入锅内，加适量水，文火煮粥，待熟后加入红糖即成。

功效疗效：补肺健脾、益气生津、补中益气。用于急慢性肝炎、病后虚弱等病症的辅助治疗。

用法用量：随量食用。

29. 蒲公英茵陈粥

粥汤食材：蒲公英干品30～45g、鲜品60～90g，粳米30～60g，茵陈12g，柴胡、栀子、郁金各9g。

制作方法：将上品洗净，煎取浓汁，去渣；粳米洗净与药汁同入锅煮粥。

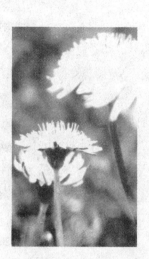

功效疗效：清热解毒、消肿散结、利尿通淋。用于传染性肝炎。

用法用量：随量食用。

30. 五味子粥

粥汤食材：大麦仁150g，酸枣仁10g，五味子10g，麦冬10g，莲子20g，龙眼肉20g，白糖适量。

制作方法：将酸枣仁、五味子捣碎，与麦冬同煮，煎取浓汁。莲子去心煮烂备用。将大麦仁淘洗干净入锅。加莲子、清水适量同入锅煮粥。七成熟时加入酸枣仁等浓药汁，加入龙眼肉，煮熟后加白糖即可食用。

功效疗效：滋阴养心、健脑安神。用于肝炎。

用法用量：随量食用。

食用宜忌：感冒风寒或有痰饮湿浊的咳嗽及脾胃虚寒泄泻者忌食用。

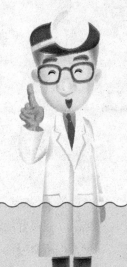

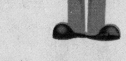

第十章
Chapter 10

乙肝疾病的运动疗法

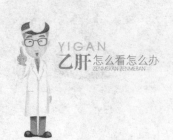

想要避免"肝"扰，运动要先行

俗话说得好："饭后百步走，能活九十九"，"没事常走路，不用进药铺"，"最好的运动是步行"。所以，散步是我国传统的健身方法之一，是一种人们所喜爱而又简便易行的健身活动。通过闲散和缓的行走，四肢自然而协调的动作，会使全身得到适度的运动，再加上轻松畅达的情绪，能使人气血流通、经络畅达，利关节而养筋骨，畅神志而益五脏，因此急慢性肝病患者恢复期均可采用。

运动要把握"火候"

虽然对乙肝患者来说，运动有助于身体健康，但是在运动时也要做到有度。

有些乙肝患者进入恢复期后，虽然病症暂时消退，在床上可以运动，但是活动能力的恢复往往稍微慢一些，所以在进行运动时不宜操之过急，安排运动量须注意由小到大，动作幅度及难度由简到繁，由局部的肢体活动到全身的运动，使身体有一个逐步适应的过程，并且随时观察身体对运动的反应。如果出现不良反应，要及时调整自己的运动量，以免病情加重或出现复发。如果做过一些活动后没有任何不良反应，就可以适当增加一些运动量，以自己的身体能够承受为度，也就是以运动结束后微微出点汗为宜。

有的乙肝患者看别人锻炼改善了身体状况，就紧随其后，不分析自己的实际情况，这样对身体的伤害是很大的。比如，别人坚持几年的锻炼，已经到了肝脏修复比较好的时期，所以就可参加一些运动量比较大的运动，如长距离游泳、爬山。可是自己刚刚度过急性发作期，如果紧随别人参加长距离游泳、爬山，那就一定会因为机体过度劳累导致病情复发，甚至需要再次入院治疗。所以，乙肝患者在采取运动疗法时一定要针对自己的实际情况，选择适合于自己的运动项目和运动程度以及运动时间。

在运动期间，乙肝患者必须密切关注自己的身体状况，定期复查肝功能，随时了解运动后的身体情况。运动后，如果没有出现乏力、厌食、怠倦、肝区疼痛等不适，那就表明运动的效果非常好。如果出现以上情况，最好暂时停止运动或者减少运动量。如果复查发现血清胆红素和转氨酶增高，也要减少运动量。

即使乙肝患者是在症状已经完全消失、肝功能也恢复正常后开始运动，也不要急于进行紧张并具有对抗性的强烈运动。因为大强度的运动会使机体代谢加速，并且使受损肝脏的负担加重。因此，乙肝患者在运动时要学会控制自己的运动强度，以达到体育锻炼的良好效果。

慢走有助于平肝火

步行作为世界上最为自然的一种锻炼方式，任何时间、任何地点都可以进行，不需要使用任何器械，只要你走出家门，就可以使整个身心得到有效的调节。它既是有效的运动疗法，又不会由于运动强度过大而损害乙肝患者的身体。

步行对于工作紧张的乙肝患者来说，是一种调节身心的好方法。经过一天的紧张工作，晚饭后和家人或朋友一起出去走走，可缓解一天的疲劳，解除精神压力。步行对于久坐少动的乙肝患者来说，还是保持基本运动量的最佳方法。

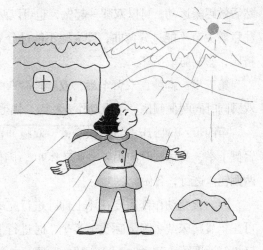

步行，何时何地都可进行，乙肝患者最好在进餐30分钟以后步行，不宜做空腹运动。每次步行的距离和时间可视个人的不同情况而定，一般消除疲劳的步行10~20分钟即可。如果想保证一定的运动量，则应适当延长步行的时间，以浑身发热、微微出汗为宜。可每天步行2~3次或每周步行3~4次，每次3~5千米，切勿间断。步行的场地一般以平地为宜，也可根据个人情况选择山地、石子路等，步行的路线不宜选择交通拥挤的公路或街道，尤其老年人步行更应注意交通安全，不宜走得太远，以公园、操场、小区为宜。

对于那些肝火比较旺盛的乙肝患者来说，每当自己情绪难以控制想要发火时，不妨走到户外去，呼吸一下大自然的新鲜空气，这样就可以平息胸中的肝火，慢走对于乙肝患者养护肝脏是非常重要的。

床上体操——时刻保护你的肝

想要护肝时刻都可以，床上体操帮你轻松护肝。

第一步：采取仰卧位，全身放松，两腿伸直，脚趾并拢，用力弯曲，脚背绷直，停留几秒后，脚趾放松、伸展。另一只脚交替做同样的动作，每只脚各做12次。然后，脚跟不动，脚踝放松，以踝关节为轴心，先顺时针方向转动，再逆时针方向转动，两只脚交替进行，各做12次。

第二步：仍然采取仰卧位，两上臂置于身体两侧，两腿举起，两膝弯曲，然后做踢腿运动。可以双腿一起做，也可以两腿交替做，各做8分钟。但一定要注意髋关节不能过分弯曲，即大腿不能过分靠近胸部，这样可以避免肝部受到挤压，影响血液循环。

第三步：仰卧，双臂上举，双膝轻微弯曲，双脚不离开床面，用双膝带动双脚同时向两侧倾倒。注意动作要和缓，幅度可以大些，做8次左右。

第四步：仰卧床上，放松身体，双腿伸直并拢，双臂平放身体两侧。将一臂侧上举，身体同时向另外一侧转体90°，同侧上臂向下伸直，然后恢复原位。两侧轮流进行，各做6次。

因为整套动作都需要在床上仰卧进行完成，所以最好选择在硬板床上做，可在早晨起床或者晚上睡觉前半个小时进行上述锻炼，至身体微微发汗、感觉轻松舒适即可。运动时配合正确的呼吸可加快血液循环，增强肺部功能。开始锻炼时要轻柔，力度要逐步提高，才能保证体质逐渐增强。待动作熟练后，再增加动作幅度、速度和次数。冬季要注意防寒保暖。

经过上述床上保健操的锻炼，患者会感觉身体有所好转，肝功能逐步恢复。此时，如果患者希望改变锻炼方式，可以做起床操。起床操由以下8个步骤组成：

第一步：立正站好，向前迈出一条腿，并稍微弯曲。双臂上伸，两个手掌心朝上，并十字交叉。上身向前倾斜，后腿绷直，向上伸拉脊柱。上述动作完成后，再换另外一条腿。

第二步：起跑姿势，双腿一前一后绷直。双臂上伸，同时身体向前弯曲，呼气，之后慢慢抬起身体，吸气。完成上述动作后，两腿交换再做。

第三步：立正站好，双手放于髋关节处。吸气，一腿向后抬；呼气，抬腿放下，复位。完成上述动作后，两腿交换再做。

第四步：两腿站立并拢，收腹，吸气，双臂向前平伸，身体下蹲，注意臀部尽量向腿跟部靠拢，站起恢复到原位。重复上述动作4次。

第五步：蹲下，右手摸到自己的右脚，左手向后摸到自己的背部。这样左右手交替运动，重复4次。

第六步：站立，双腿稍微分开。左臂向左上方伸直，左膝微微弯曲，头部向上看到举起的手。然后双腿交换再做，上述动作各做3次。

第七步：站立，双手交叉放于脑后。身体向右侧转动，然后再慢慢侧转回来。左右各做3次。

第八步：结束动作。整个身体站直或者略微向前倾斜，双臂放于身体前，做重复交叉和分开动作，以此放松身体。

此套动作是在起床后完成的，所以安排的练习时间需在早晨或午睡后。刚开始锻炼时动作幅度不可以过大，用力需要轻柔，可以先行选择几个站立姿势进行练习，时间或短或长，只要稍微感觉有点疲劳就可以了，等到没有不适或体征无异常后，再按部就班完成整套动作。

牢记"六字功"，利于乙肝康复

想要摆脱肝病的困扰吗？想要和正常人一样生活、工作、学习吗？其实很简单，只要你记住"六字功"，肝病将渐渐远离你。

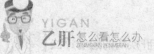
六字功中的六字诀与脏腑的配合是：呵心、呼脾、嘘肝、呬肺、吹肾、嘻三焦（或胆）。六字诀所主病症以各自所配脏腑的病症为主，主要应用于有余、结实、壮盛而正气未衰的病症，如乙肝、脾病等。对于肝病患者，若湿热盛者可配合"呼"字诀，肝气郁滞者可配合"嘘"字诀。

准备工作：乙肝患者平坐或自然站立，站立的方向在子、丑、寅、卯、辰、巳时的六阳时（晚上11时~午间11时），可面向东；午、未、申、酉、戌、亥时的六阴时（午间11时~夜间11时），可面向南。叩齿36次，舌在口中鼓漱十余次后，用意念送咽津液至丹田。

呼吸方法：开始稍微低下头，撮口念字音，同时呼吸，以吐出相应脏腑有余之气。念字音时，要做到耳不得闻声，因为闻即气粗，反损脏腑本身之气。念完呼后，稍仰头以鼻徐徐吸进天地之清气，以补脏腑本身之气。"吸"时也要做到耳不得闻声。

默念次数：心中默念六字诀，每字念9~18次。如单独做某字诀，如"嘘"字诀、"呼"字诀，则可做36次，每天做1~2回。

意念运用：做六字功时，患者要排除杂念，意念贯注在默念字音及呼吸上。

配合动作：各字音的动作是："嘘"字睁开双目，吸气时轻闭合；"呵"字两手轮流单举托天，吸气时放下；"呼"字撮口，吸气时口型还原，平坐或站立亦可。

注意事项：六字气诀既能够单独做，也可以和其他静功配合做。六字气诀是以泻实为主的一种方法，想象着自己的肝火和体内的毒素都被排泄出去。但是，如果乙肝患者虚证比较显著的话就要慎用，阳虚自汗者完全要禁用。在操作过程中，如果看见虚汗淋漓、头晕心悸，就应该立即停止，喝些热水，休息片刻。

太极拳——帮助乙肝患者恢复健康

太极拳是我国传统武术中的一种拳术。因太极拳的每一个动作都圆柔连贯，每一式都是绵绵不断，好像一个完整的圈，因太极图而得名。近年来，我国的医疗和体育科研工作者通过对太极拳研究发现，太极拳确实有健身和防治疾病的积极作用，因此急性肝炎恢复期、慢性肝炎、代偿期肝硬化及无症状HBsAg携带者若病情稳定、体力允许，均可以把太极拳作为一种锻炼方式，以促进身体康复。

打太极拳最基本的要求是："心神安静"和"身体放松"。所谓"心神安静"就是要排除杂念，思想集中，专心致志地以意识引导动作。"身体放松"则要求身体各个部位自然舒展，不要使用偏力和强力，用力部位应自然顺适；其次要求呼吸"气沉丹田"，动作要与腹式呼吸运动自然协调，做到"形神合一"。姿势与动作要以腰部的轴心运动为纲，头部正直，舌顶上腭，手到、意到、气到而眼神先至。上肢部分要求沉肩、垂肘、坐腕；躯体部分要求含胸拔背，气沉丹田，腰部松竖，尾闾中正；下肢部分要求分清虚实，屈膝松胯，调整重心。练拳时，动作要求柔和、圆活、连贯、协调，一个姿势连着一个姿势，绵绵不断，要求做到"内外合一"、"一气贯串"、"一气呵成"。

拍拍打打也有用

其实拍打身体和按摩身体有着同样的效果，都能够取得激活神经、刺激毛细血管微循环的效果。如果你每天能够将全身从头到脚全部拍一拍，就可以加快人体的新陈代谢功能，提高自身的免疫力，有利于肝病患者的康复。

肝病患者要采用立姿，双脚保持自然分开与肩同宽。要深呼吸几次，使全身处于一种完全放松的状态，然后再慢慢举起双手放在头部，轻轻进行拍打。但是在拍打头部时应时刻注意，头部是比较敏感的区域，也比较脆弱，所以在拍打时不应该太用力。等到头部有种放松的感觉后，双手再下移，接着拍打脖颈、躯干直至双腿、双脚。等到从头拍到脚之后，并不代表你的工作已经结束了。乙肝患者不要忘记自己的双手，可以

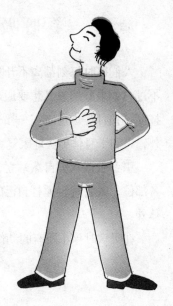

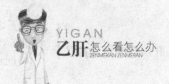

先用左手拍右手，从肩膀处往下慢慢地轻轻拍打，一直拍到手指尖，然后双手交换一下。两只手全部拍打完之后才算结束。

提腹护肝，老年患者的诀窍

一般老年乙肝患者的体质都比较差，活动会受限制，不能进行中强度的运动，所以，这些老年患者即使很羡慕那些在外面锻炼的人们，也只能自己在家做些伸伸胳膊踢踢腿的运动。其实，有一种运动方式，不管是坐着或是躺着，都能进行，即是提腹运动。

患者或站或坐或躺都可以。如果采用卧姿的时候，双脚应该自然伸直并且分开，把双手叠放在自己的腹部，深吸一口气，吸气时要做到腹部收紧，双手手心朝上，然后由下往上慢慢做提起动作。呼气时再慢慢由上往下在腹部做下推动作。如此反复20~30次就可以。呼吸的时候，最好是用鼻子吸气，用嘴巴呼气，提推完成之后，再用双手轻轻按摩腹部，锻炼腹部的肌肉，按摩体内的脏器，促进血液加速循环，肝脏即使在一提一推间也可以受益。

深呼吸法利于身体更快康复

人们每时每刻都离不开呼吸，可是很多人却不知道，呼吸也是一种疗法。不过，如果肝病患者想要通过深呼吸达到更好的效果，还需要凭借外力，比如按摩、拍打等。患者在一呼一吸间将体内的邪气、寒气、浊气、废气等排出体外，可利于身体更快地康复。

患者应该双脚自然站立，全身放松，在呼气的同时双手抬起或按摩身体的各部位，或者轻轻捶打自己的身体，集中精神可以感受身体中的浊气慢慢排出体外。

在吸气时停止所有的动作，使全身处于一种放松状态。

乙肝患者要注意的运动方式

乙肝患者作为一类特殊运动群体，要注意自己的运动方式，适量的运动可有利于身体康复。

在运动之前，乙肝患者首先应该选好适合自己的运动项目。而有些过于激烈的运动项目，并不适合乙肝患者参与，比如踢足球、马拉松长跑等。而散步、游泳这样的有氧运动才是乙肝患者应选择的最佳运动方式。

乙肝患者的运动应该定时定量，每天最少活动20～30分钟。

乙肝患者要避免的运动误区

有些乙肝患者认为，既然运动可以治疗乙肝，那么就开始大量的强烈运动，希望在短时间内增强体质，驱赶乙肝病毒。

其实这是不科学的运动方式。大量的运动不仅不会使体质增强，甚至会危害肝脏。乙肝患者要进行适量的运动才会达到强肝健体的效果，但是如果进行剧烈的运动，则会起到相反作用，只会加重自己的病情。所以乙肝患者要避免运动误区，选择合适的运动方式和适当的运动量。

乙肝患者对运动中的损伤不可大意

运动虽然能使乙肝患者身体强健，但如果运动不适当，同样会伤害乙肝患者的身体。比如那些平时不常锻炼的人，如果突然进行过量的运动就会有腿酸脚疼、浑身上下肿胀酸痛的感觉。其实，这是因为在运动中受到损伤所造成的。运动中所受到损伤，轻的会使患者感到浑身酸痛，重的还可能会危及到生命。

在运动中受到的损害，分为两种：一种是意外伤害；一种是慢性劳损伤。意外伤害主要是指在运动中，受到磕碰、扭伤等。而慢性劳损伤则是指因为关

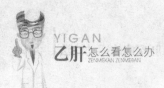

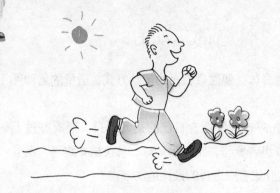

节部位使用频率过高而造成的慢性疾病。慢性劳损伤与乙肝患者选择的运动项目有非常直接的关系，那些经常做强烈运动的患者最容易患上慢性劳损伤，使自身的关节逐渐老化，对身体健康非常不利。所以，乙肝患者在运动时应多留意自己的身体变化，一旦不适应立即停止或调整运动项目。

乙肝患者跑步时脚尖应该先着地

经过权威机构研究发现，人在跑步时脚掌所承受的压力是人体体重的4～6倍，很多人在跑步后都会觉得头晕。其实，这是在跑步过程中，脚掌先着地导致的损伤。

如果在跑步时脚掌先着地，会使整个脚部受到的冲击传到脊椎和大脑处，使大脑受到激烈的震荡，引起头晕目眩等不良反应。正确的跑步方式是，脚尖先着地，然后再是脚心、脚跟，以这样的方式着地，才会减轻脚部所受到的冲击，使人体获得最佳的锻炼效果。

另外，在跑步时上半身注意不要过于向前倾，这会使身体的重心前移，会给腿和脚部关节带来非常大的冲击力，容易造成关节的损伤。

第十一章
Chapter 11

乙肝疾病的心理治疗

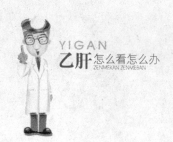

色彩疗法

不同的颜色可以诱发人不同的心理反应，在冷色系列环境中，人能心神宁静，心态缓和，肌肉松弛；在暖色调中，人的情绪兴奋，肌肉紧张，血压上升，甚至烦躁不安。因此，根据乙肝患者的心情选择不同的颜色，也是一种很有必要的辅助治疗。乙肝患者，往往会有焦虑、急躁心理，此时可以选择绿色或者淡蓝色的环境，绿色环境表示安宁、平静以及生机勃勃，而淡蓝色可以使人想到天空和海洋，开阔心境，在急躁的时候尽量避免红色、橘红或橘黄色的刺激。当患者心情沮丧、悲观失望时，应避免穿黑色、深蓝色服装及处于类似色调的环境，选择一些稍有暖色调但又温和的颜色，如淡粉色、浅黄色、绿色等，调动自己的情绪，走出低落情绪的阴影，或者多接触明媚的光线，均能改善心情。人们在探视病人时往往会带上一束鲜花，其原因也是借助于鲜花的红艳和生机来改善患者阴暗沮丧的心情。

自然疗法

乙肝病人要学会用走向人群、走进大自然的方法调控自己的思想感情，从而减轻精神压力，控制病情的发展。

大自然永远都是医治心灵疾病的良药，这是心理学家的共识。生活在都市里，处在"柏油、水泥"的包围之中，平时很少与大自然接触，我们不仅会越来越习惯于机械式的生活，而且还会出现认知僵化的倾向。所以，我们应尽可能地寻找机会多接近自然，在大自然中寻求灵感和放松神经，扩展自己的视野，丰富生活内容，以达到保持心情愉悦的状态。

音乐疗法

乙肝患者往往会有巨大的心理负担，然而，乙肝患者最重要的是要保持一个积极健康向上的心态，才能回归正常的社会生活。

面对乙肝患者心理上的巨大压力，我们在注重患者疾病治疗的同时，还要给予患者全方位的关怀，帮助患者保持积极健康的心态，以乐观的情绪去面对乙肝病毒。因此，为了减少乙肝患者的心理压力，提倡了一种新的治疗方法——音乐疗法。

目前音乐治疗应用已经非常广泛，以治疗身心疾病为最多。音乐治疗虽然是作为一种辅助方式，但在乙肝的综合治疗中也取得了一定的地位。专家普遍认为采用音乐疗法是治疗乙肝不可或缺的有效手段之一。

通过人体对音乐的感悟，可改变乙肝病人的情绪，调节自身的免疫功能。他们把乙肝病人常见的绝望、愤怒、暴躁、悲哀、孤独五种恶劣情绪分属"金、木、水、火、土"，并按照五音原理制定出了相应的音乐处方，并且根据音乐治疗法的理论基础，对病人进行相应的音乐治疗，收到了很显著的效果，音乐治疗前后状况有非常大的差异，心理健康水平有明显的提升。由此，专家认为音乐治疗对恢复乙肝患者的精神和心理健康、延长寿命、提高生活质量方面，提供了一个全新的有力方法。

通过对乙肝病人进行音乐镇痛疗法10余年，确认音乐治疗对病人的身心情绪有很好的调节作用，对消除疼痛、稳定情绪、防止紧张有非常好的效果，同时优美的旋律、明快的节奏可以指引病人进入一种轻松愉悦的境地，可以起到分散患者的注意力、缓解和掩盖疼痛的作用。在单独的治疗室中，以轻松、活泼、舒展悠扬、婉转而流畅的轻音乐、民歌及抒情歌为主，音量以患者最舒适为准，治疗结束后，可以与病人互相交谈一些有趣的事情，避免一切焦虑、紧张及恐惧的心理。心理干预对乙肝患者的治疗效果最为显著，在乙肝治疗中，配合想象与音乐疗法能够提高患者的自身免疫功能，降低抑郁和焦虑，提高生存质量。音乐治疗合并药物（阿米替林）治疗抑郁症是一种更安全、更经济、依从性更好的疗法，并且"音乐治疗"这种心理干预方法既简便又实用，可明显提高乙肝患者的生活质量。研究发现，音乐治疗对缓解病人焦虑症状有极大

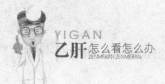
的作用。

对于乙肝患者来说，保持一个良好的心态，对疾病治疗更是至关重要的。专家指出，一个好的情绪可以很好地辅助治疗乙肝，同时好的心情可以有效地防止乙肝病毒的侵袭，对于乙肝患者来说，这是十分有利的，所以患者在生活中一定要保持良好的情绪、适当的体育锻炼，听听音乐，一方面可以让患者暂时忘记病痛的折磨，另一方面还可以修养身心，对身体的康复是大有神益的。

情绪稳定"肝"平安

精神愉快、心情舒畅、胸怀大度的人身体健康、延年益寿。反之，经常情绪紧张、意志消沉、精神委靡者，则疾病丛生。因此，及时消除紧张情绪，对于保持健康的体魄乃至益寿延年都大有帮助。以下10条是消除紧张情绪的良方：

①遇到烦恼事时，应该说出来，不要埋在心里，向你所信赖的、头脑冷静的人诉说。

②当事情不顺利时，你可暂时回避。等情绪趋于镇静时，再着手解决问题。

③当你感到想要发脾气的时候，应尽量克制，把矛盾放一下，同时用你克制后多余的精力去做一些有意义的事情。

④如果你经常与人争吵，就要考虑自己是否过分主观和固执，给自己留有余地，站在对方立场上思考一下，也许你是错的。

⑤做事情时，试一试为他人做些事情，这将使人的烦恼转化为精力。

⑥先最迫切的事，把其余的事暂时放下。一旦做好了，你会发现事情本不那么难，再做其余的事就容易多了。

⑦不要凡事都要求尽善尽美，这种想法虽然好，但"金无足奇，人无完人"，那种想法容易走向极端和失败。

⑧要宽容，不要去苛求别人的行为，而应发现其长处。

⑨感觉被许多人忽视，实际上这可能是你自己看不起自己。遇事不要退缩、回避，要主动做实事、好事，而不要等着别人向你提出要求。

⑩要经常注意学习，无论是语言、烹饪还是技术，加强自身的修养，享受学习过程中的快乐。

"五心"保健康

慢性乙型肝炎，随着医学科学的进步，已不再是"不治之症"。实践发现，除患者本人能面对现实，积极、正确配合治疗外，还有一条宝贵的经验就是树立"五心"。

①树立坚强的信心。激发起自身的潜能，用意志与疾病顽强斗争。这就是人们常说的"七分精神，三分药物"。

②随心所欲。克服消极情绪，丢掉包袱，随着自己的心意，多做一些有意义的事和活动，使心情舒畅。

③助人为乐之心。与人为善，发扬中国的传统美德。古人云："善有善报，善者善己，祛病而得后福。"

④轻松愉快之心。在自己周围建立起宽松和谐的人际关系，形成良好的工作、生活环境，与家人共同创造和睦安逸的生活空间。

⑤年轻朝气之心。俗话说"心不老则人难老"，不要把自己拘禁起来，要敢说、敢笑，注意打扮自己，多参加社会活动，使自己充满朝气与活力。

调养情志"肝"得意

祖国医学认为过喜伤心；思虑过度伤及脾胃；恼怒则伤肝，使人两胁胀痛、口苦等。现代医学认为，当人情绪低落时，人体的免疫力就下降，容易使人得病；而暴怒会使人处于躁动状态，使肾上腺素分泌异常而损害机体的主要器官之一——肝脏，从而导致疾病缠绵不已，甚至加重病情。

乙肝患者往往思想负担过重，害怕转化为重型乙肝，甚至肝硬化。由于患者情绪低落，影响了肝胃的运化功能，进一步加重内脏的失调，可使肝功能变化，症状加重，不利于疾病的痊愈。

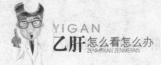

因此，乙肝患者要对自己的疾病有一个正确的认识，保持乐观的精神状态，积极配合治疗，这样才能加速疾病的痊愈。

情绪的变化会影响体内的神经体液调节，人体的各个器官都是在神经体液的调节下完成自己的工作的。当情绪波动时，神经体液因子会出现相应的变化，就是日常所说的"气大伤身"、"气大伤肝"。而一些性格开朗、心胸宽阔的患者，其病情恢复则较容易。暴怒、狂喜、焦虑、忧郁等情绪波动大的人，机体经常处于紧张、慌乱、不协调的状态，严重影响肝脏等重要脏器的功能，增加肝脏负担，加重肝脏的损伤，导致病情恶化及药物治疗失败等严重后果。理智地调整好心态，努力克服或避免消极因素，乐观开朗地面对生活，理智科学地处理好易致情绪波动的各类问题，尽量减少由于情绪变化对机体造成的不良影响，就能调动机体的一切力量，使机体各部分功能协调一致地发挥作用，早日痊愈。

乙肝患者调节情绪的方法

肝是人体最重要的器官之一，当肝脏发生病变时，可严重影响人的生活质量甚至导致生命危险。病人一旦确定自己患了乙肝会像得知患"不治之症"一样，会产生焦虑、孤独、恐惧等心理，尤其是病毒性肝炎，因为这是一种传染病，患者还会产生一种愤懑、自卑、孤僻的心理。而人的心理活动和生理活动相关，不良的心理状态会影响机体内环境的稳定，从而导致病情加重。因此，调整好自己的心态，保持乐观、积极向上的心情，是治愈肝病的重要前提，患者可以从如下几个方面进行自我调节：

①理智面对事实，认清自己所处的境况，接受自己患肝病的事实，不要悲观失望，也不能盲目乐观，以平和的心态对待自己的疾病。

②积极主动就医，找医护人员沟通，对自己目前境况有全面的了解，对治疗方案、手段以及可能出现的情况有深刻认识，争取在最佳时期得到及时全面的治疗。

③当自己病情严重时，要具备一定的承受力，也不要以自己患肝病有传染性而闭关自守，生活上虽然与健康人有一定的隔离，心理上却不能隔离，而是

要敞开心扉，向自己最信任和亲近的人倾诉或沟通，消除自己的孤独感、恐惧感。

④制定出切合实际的生活目标，以使自己的心灵有所依托，情感有所归宿。

⑤学习乙肝的自我保健知识，从生活、饮食、心理等各方面提高抗病能力，为疾病的恢复做好良好的物质及身心准备。

缓解恐慌的患病心理

因为对肝病的认识不深刻，或受周围重病病人病情变化过程的影响，许多乙肝患者对本身的疾病都存在一种恐慌心理，认为自己会发展至肝硬化或肝癌，或认为自己活不长了，不能像正常人一样生活了，继而产生自卑、悲观、厌世的情绪。如何消除这种恐慌心理呢？患者可以从以下几方面着手：

①对病的认识，不要迷信道听途说的东西，尊重科学，通过医疗咨询、阅读医学杂志书报以及通过电视广播等传播媒介，获取肝病医疗知识，使自己认识到肝病是可以治疗甚至治愈的。

②多与亲朋好友交流沟通，将自己内心的担忧和想法倾诉于他人，从别人那里获取消除恐惧感的"灵丹妙药"。

③参加一些娱乐活动，分散自己对疾病的过分注意，避免越想越多而走入心理误区。

④当身边有危重病人时，尽量不要观察其抢救经过，必要时与其隔离，避免不良刺激。

由于肝病患者绝大多数是病毒性肝炎病人，而该病几乎是我国人人尽知的传染病，对周围人群具有传染危险，因此，肝炎患者容易比其他病人产生自卑心理，他们怕受歧视，怕别人疏远自己而不敢公布自己的病情，甚至带病上班，延误治疗时机。因此，克服自卑心理是进行有效治疗的前提。患者可以从以下角度去思考：首先，患了乙肝不是什么可耻的事情，因为肝炎有多种传播途径，生活中总有防不胜防之处，因此，患病后应以坦然心态对待；其次，多了解医疗知识，肝炎虽说是一种传染病，但其传染时期是有限的，其传播方式

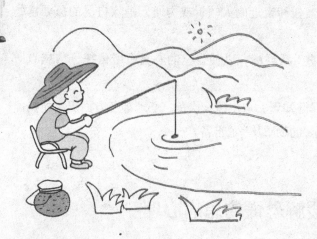

也是可以避免的，患病后不要躲避亲朋好友，而是给他们传授相关知识，既避免了对方的误解和恐惧，又坦诚宣布了自己作为传染源所应提醒对方注意隔离的事实，取得对方理解和好感；最后，应相信随着医疗技术的发展，终究有治愈乙肝的医疗手段。

病急乱投医，小心投错医

患了肝炎，尤其是慢性肝炎，病情迁延不愈，患者会变得越来越着急，最终会盲目投医，造成经济损失和心理伤害，因此我们应注意以下几点：

①不要信一些江湖郎中所鼓吹的东西。所谓的祖传秘方、最新成果，均为行骗的幌子，甚至某些广播、电视、报纸、杂志上的报道或介绍，虚假成分也非常大。试想中国作为一个肝炎大国，如果真有药到病除之类的治疗手段，国家怎么会不大力推广呢？所以就医时应保持理智清醒的头脑，不可轻信。

②不要滥用药物及滋补品。绝大多数药物均应通过肝脏的代谢、解毒，用药过量导致肝脏负担加重，尤其是某些滋补品还能引起肝损害，故用药时应慎重，应听从医师的保肝治疗方案，谨慎用药。

③不能过分迷信气功，也不要自认为中药没有不良反应而大量服用，往往是中药成分复杂，不良反应未能预知而出现用药失误。

④不要在盲目求医和焦虑过程中忽视卧床休息。肝病要求十分注重休养，过度劳累常常是肝病加重的诱因，因此，在药物治疗同时，应加强休息。

总之，治疗肝病要克服盲目心理，最好在专科医疗系统治疗。

乙肝患者消除心理障碍方法

生活中的不如意、灾祸、疾病，都会使人陷入苦闷、忧虑、恐惧或失望之中，造成心理失衡。因此，必须学会克服心理障碍，具体方法如下：

1. 豁达式

这是指一个人应具有宽阔的胸怀，豁达大度，遇事看得开，不斤斤计较。平时做到性格开朗、合群、坦诚、知足、笑口常开，这样就不会或少有愁闷烦恼的心理障碍。

2. 松弛式

这是一种放松身心的方法。具体做法是被人激怒后或十分烦恼时，迅速离开现场，做深呼吸，并配合肌肉的松弛活动；亦可以意导气，逐渐入境，使全身放松，摒除脑海中的一切杂念，心理障碍亦可得以消除。

3. 节怒式

这是一种自我节制怒气的方式。主要靠高度的理智来克制怒气的暴发，可在心中默默背诵名言"秀才见了兵，有理说不清"、"海纳百川，有容乃大"、"君子动口不动手"等。万一节制不住怒气，则应迅速脱离现场，找亲友倾诉一番后，心情便可平静下来。

4. 平心式

这是保持自我心情平静的一种方法。可以尽量做到"恬淡虚无"、"清心寡欲"，如果你与世无争，不为名利、金钱、权势、色情所困扰，不贪不沾，看轻身外之物，同时又培养自己广泛的兴趣爱好，陶冶情操，充实和丰富自己的精神生活，可使自己常处于怡悦宁静的心境之中。

5. 自悦式

这是一种自找乐趣的方法。可以经常参加一些有益于身心健康的社交活动和文体活动，广交朋友，促膝谈心，交流情感。也可以根据个人的兴趣爱好来培养生活的乐趣。可常到公园游玩或赴郊外散步，欣赏乡村、田野风光，体验大自然的美景。

6. 心闲式

消除身心疲劳，克服心理障碍。不要活得太累，心情闲适，遇事想得开，

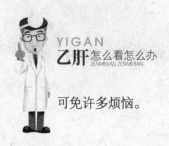

可免许多烦恼。

做好患儿的心理护理

首先，乙肝患者都会有心理负担，不管是小孩还是大人，尤其是患乙肝的儿童情绪变化快，心理活动多但是又不善于表达。所以，家长应该细心善于从一些细微变化中去发现问题，积极地采取措施，避免不必要的危害发生。

对于患有肝病的儿童，家长应尽量全天陪护，防止儿童恐惧、不安。患儿在蒙受生理的痛苦与折磨的时候，正是需要亲情的时候。若家长对此忽视，则会给孩子的心灵造成创伤。因此，家长还要做好患儿的心理护理工作，给其强大的心理支持。

对于处于感染期需要隔离的乙肝患儿来说，既不可以和同龄孩子玩耍，又不可以去学校读书，不可避免会有孤独感。因此，陪护人员或者家长在保证患儿用品进行充分消毒的情况下，可以陪伴乙肝患儿一起玩耍和游戏等，多给患儿一些鼓励，帮助他们树立战胜疾病的信心。另外，要注意尊重儿童乙肝患者的自我意识，对于不同年龄段的患儿来说，心理特点是不同的，应该区别对待，帮助他们克服困难，战胜疾病。

疏导青年肝病患者的不良情绪

青年人正处于朝气蓬勃的时期，对于自己患乙型肝炎这一事实往往会感到莫大的震惊。他们通常不相信医生的诊断，否认自己得病，直到真正感到不舒服和体力减弱才勉强承认。

此时，他们的主观感觉异常敏锐，富有好奇心，喜欢事事询问，如为什么打这个针、吃那个药，病程需多长时间，有无后遗症等。他们担心疾病对自己恋爱、婚姻和前途有不利的影响，怕耽误自己的学习、生活和工作。

不少青年乙肝患者不愿意把自己的病情告诉朋友，怕被他人知道后导致孤立。而且，病人的情绪容易出现不稳定，从自信到自贬，从热心到冷漠，从兴高采烈到消极失望，能在转瞬间从一个极端走向另一个极端。他们对待疾病也往往如此，病情稍有好转，他们就盲目乐观，不再认真执行医嘱，不按时吃药。但病程稍微出现一丝反复就自暴自弃、悲观失望，情感变得异常脆弱而怪异。由于疾病的折磨，他们甚至会出现严重的精神紧张和焦虑，导致理智失控，发生难以想象的后果。

青年人多具有向群性，朋友们常在一起聚聚可激发生活的乐趣，但肝炎、肝硬化病人的疾病特点又不允许和朋友之间有亲密的接触和频繁的交往，所以，消除孤独感也是青年病人的心理支持的重要内容。青年肝病病人可以阅读一些感兴趣的书籍或者做些感兴趣的工作，以此来消除孤独。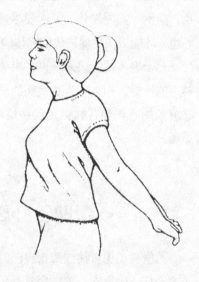

另外，青年人一般较重视自我评价，自尊心强，任何消极刺激对他们都会是一种伤害。反之，调动他们的积极性，及时给予恰当的鼓励，对克服困难与疾病作斗争都能起到良好作用。所以，家长和医生对青年患者要多关怀、支持，要循循善诱，耐心疏导。

关注中老年肝病患者的心理需求

老年乙肝患者是一个特殊群体，他们随着年龄的增长，孤独感更加强烈，因此对于心理方面的关心要求更加多。

老年人尽管知道衰老是生物体不可抗拒的自然规律，但一般都希望自己健康长寿。他们自己不服老，也不希望别人说自己老。老年人一般都有慢性或老化性疾病，所以当某种疾病较重而就医时，他们对病情估计多为悲观，心理上突出表现为无价值感和孤独感。有的甚至和小孩一样，情感变得幼稚起来，为不顺心的小事哭泣，为某处照顾不周而生气。他们突出的要求是被重视、受尊

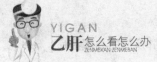

重。因此，家属和他们谈话要不怕麻烦，常谈谈他们的往事；听他们说话时要专心，回答、询问要慢，声音要大些。老年病人一般都盼望亲人来访，所以家人应多来看望，带些老人喜欢吃的东西等，这样对老人的康复是有好处的。

老年病人一般都有不同程度的健忘、耳聋和眼花等现象，家庭护理人员要勤快、细心、耐心、周到、不怕麻烦。老人的生活方式刻板，看问题有时也固执，除治疗需要以外，家人要尽量照顾他们的饮食习惯，使老年病人有良好的心境，才能更快地促进他们病体康复。

对于老年乙肝病人来说，疾病本身对身体产生损害的同时也会给其造成精神上的压抑，而老年人对疾病的反应又不够敏感，加上老人们不愿意给子女多添麻烦的心理也往往会延误病情的治疗，所以他们更需要家属对其的关心和照顾。

帮助乙肝患者缓解心理压力

乙型肝炎患者往往因为自己对病情的恐惧不安，于是渴望能得到最及时有效的治疗，所以在心理上会常处于一种高度应激的状态。因此，一定要及时地进行有效的心理治疗，帮助乙肝患者缓解紧张的情绪，保持一个良好的心态，否则容易使病情加重，造成严重后果。

根据乙肝患者的心理状态，有针对性地做好护理工作十分必要。由于患者经常表现出诸如恐惧等症状，因此必须增强患者的安全感，帮助患者缓解心理压力，减轻精神痛苦，根据其自身的具体情况做好心理疏导工作。要对患者给予鼓励和肯定，避免消极暗示。

大多数的乙肝患者都具有一定的传染性，被隔离是不可避免的。但是，由于很多患者对此认识不全面，想问题非常容易走极端，加上家里的成员过分地忌讳，往往就会增加患者的孤独感。因此，对乙肝患者的心理支持是十分必要的。

乙肝患者面对病情要保持乐观情绪

笑口常开，该笑则笑，该哭则哭，使人的生理在正常情况下，对于乙肝患者控制病情发展是有很大好处的。

有一个有名的实验：人对着鼻管喘气，再把鼻管插在雪地里10分钟，冰雪不改变颜色说明这人心平气和；冰雪变白说明这人内疚；冰雪变紫说明这人生气了。用1～2ml变紫的冰雪给小白鼠注射，1～2分钟后小白鼠就死了。这个实验获得了诺贝尔奖。

那么，如何才能在生活中保持好心情呢？首先要学会释放，有压力或意见了，找朋友谈谈，释放出来；其次是升华，别人越说你，你越要好好地生活；再有就是控制，无论什么艰难困苦都不要怕。

所有动物都没有笑的功能，只有人类有，人类还不好好利用？古人说："笑一笑，十年少；愁一愁，白了头。"殊不知，笑的时候，微循环旺盛，头不痛，背不痛，而且性功能不减退，笑还能促使脑垂体分泌"天然麻醉剂"。微笑在国际上已成为健康标准。

总之，学会适应，笑口常开，对乙肝患者控制病情好处大得很。

乐观精神驱赶病魔

乙肝病人变得乐观其实并不困难，只要试着从以下几个方面努力：

①有意识地确立目标。确立目标可以振奋精神，而达到目标则会使人充满自信。

②制订周密的计划。计划可促使人有条不紊地工作，使自己对完成工作目标有更强的自信心和更大的热情。

③体会成功的喜悦。成功是培养乐观情绪非常有效的手段。

④要有一个心理安全带。凡事都应设想一下可能出现的最糟糕的结果并制订出应变计划，以便到时从容不迫地应对。

⑤多与有成就者和乐观者交往。

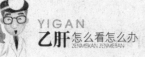
⑥自我奖励。当要完成一项费时而艰巨的工作时，可将该工作分解成若干步骤，每完成一步就奖励自己一次，使自己多体会成功与被奖励的喜悦。

⑦正确对待消极念头。出现消极念头时不要急于摆脱，而应该接受它，并用下一项工作来取代它。

⑧保持良好的身体状态。多进行体育锻炼。

⑨注意修饰外表。

⑩参加有益的社交活动。

养肝需要静心

"宁静致远"、"静以修身"、"学须静也"常被人看做静心的劝诫语，由此可见"静"的重要性。从古至今，"静"都是修身养性的一个重要方法。

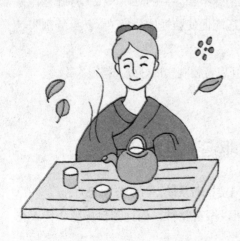

如今，快节奏的社会生活已经导致了人们心情的反复无常，从而增加了乙肝疾病的患病概率。医学上讲的"气大伤肝，肝火上升"，都是说患病和人的情绪是密不可分的。

那么怎样才能改变这种现状呢？其实方法非常简单：进行自我调节，自我催眠，还可以深呼吸。当患者的呼吸比较深沉且均匀时，心情就会变得平静，就不会导致肝火上升了；肝病患者也可以采取静坐的方式。静坐时闭目沉思，倾听自己的心声，就会变得无欲无求了；可以聆听来自大自然的声音；可以凝视某一事物或观看大千世界，就会心胸开阔；可以通过食物调节，就是当患者心情不好时，可以吃自己喜爱的食物，以达到分散注意力的目的；可以一个人到一个风景秀丽的地方放松心情。总之，做到"静"，有利于乙肝的治疗。

养肝需要静心，静心有助于得到一个平和的心态，好心态有助于乙肝的康复。

"老小孩"的独特养肝法

老年人年龄越大，越会像小孩一样，往往因此被称为"老顽童"。这个时候他们不仅需要物质上的照顾，更需要情感上的支持。

老人容易产生失落感，是由于他们不再工作，不再为社会服务，心理上就会感觉自己被社会所抛弃，被人们遗忘了。如果长期有抑郁情绪，再加上本身的体质又差，很容易引发肝病。因此，老人的自身情绪调节很重要。对于失去老伴的老人来说，可以寻求一份新的感情，为自己找个新老伴。两人相互扶持，走得更远。而对于家庭健全的乙肝老人来说，可以培养一些自身的兴趣爱好，比如写诗、作画、练习太极拳等；还可以养一些花、鸟、鱼、虫，多参加一些老年文娱活动，比如结伴去郊游等。

阅读书籍助您养肝

古语曾云："书中自有颜如玉，书中自有黄金屋。"确实如此，人们可以从书中受益很多。这里所谓的读书就是高声朗读或小声阅读，从而实现调节心情、预防疾病的目的。

乙肝患者应该养成晨读的习惯。早晨，大声地朗读一些诗词歌赋，可以使情绪高昂，保证一天的工作充满干劲。阅读或默读一些报纸刊物，还可以使患者了解更多的时事，对工作和生活充满希望。

乙肝患者通常情绪都不稳定，这样不仅对自身的病情有影响，同时也会影响周围人的情绪。这个时候，患者就应该拿起手中的书本进行阅读。当患者进入到书的世界时，也就忘记了自身所有的烦闷。

总之，读书是修身养性的一种好方法。因此，乙肝患者要养成良好的读书习惯，不仅可以获取知识，还可以有效地调节心情，利于疾病的康复。

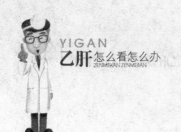
寄情书画利于养肝

我国是书画大国，书画艺术更是历久不衰。如今，练习书画已经不仅是一种艺术活动，同时也是一种养肝之道。为什么这么说呢？因为写字作画的时候最要不得的就是吵吵嚷嚷，写字作画时要凝神静气、专心致志，达到心情平和，这样也就减少了肝脏的负担。写字作画者需要具有极为敏锐的洞察力，观察入微时就会达到忘我的境界，此时心肝也处于一种平和状态。无论是书法还是绘画，都要求作者有毅力和耐力。只有平常心之人才更容易做到这点。另外，欣赏自己的作品，也是一种精神享受，可以很好地调节心情，同时使肝脏受益。

养肝需要"雅"、"渲"、"和"

养肝需要做到三个字"雅"、"渲"、"和"。

雅，就是雅兴、风雅等。乙肝患者不妨效法古代文人义士，做一个文雅之人。比如，培养自己在诗词歌赋、绘画、下棋、音乐等方面的爱好，这些都有利于身心健康，有利于预防和治疗肝病。

渲，就是发泄。乙肝患者往往情绪波动比较大，自我控制能力差。此时，就可以尝试一下"渲"。比如，找个倾听者，把自身的烦闷讲出来；或者，大哭一场，大声喊出来。但"渲"之前需注意：要分析原因，看值不值得发泄。如果需要发泄，不宜时间过长，要分场合，不宜经常发泄。

和，就是万事和为贵，心平气和。"和气生财"、"家和万事兴"是千古定律。乙肝患者如果能做到"和"，就不会出现"气大伤肝"的情况了。

日光沐浴法帮你养肝

乙肝患者无论是在病情稳定期还是治疗期，均可用沐浴疗肝法，因为此法简单易行，且对控制病情好处极大。日光浴疗法可分为背光浴、面光浴、全身浴3种。

1. 背光浴

其用于阳气虚弱，肾阳不足，久病虚寒的患者为宜。方法是背向阳光，以采用早晨日光之精华为主，时间以1小时左右为宜，但不宜暴晒。

2. 面光浴

常用于面部疾病的治疗，方法为闭目或戴上墨镜面向日光。

3. 全身浴

适应于各型慢性疾病和大病初愈的康复治疗，更适于慢性肝病的辅助治疗。具体做法为：夏季每次在阳光下暴露10分钟即可；冬季每次在室外散步30分钟，每日进行2次，一般在日出和日落时进行为好。对身体虚弱者可在中午暖和时做，也可坐在开启的窗后，面对太阳进行日光浴，如在夏天进行完日光浴后，再做水浴效果更好。

好环境有助于养肝

人是否患病与病体康复的快慢，取决于3个因素：一是病原体的存在及毒力的大小；二是机体抵抗力的强弱；三是自然环境条件。自然环境包括气候、温度、湿度、阳光、水、空气等。我国中医学历来重视环境条件与疾病的关系，根据五行学说，提出自然界中有"风、寒、暑、湿、燥、火"6种要素，称作"六淫"，而整个自然环境的多种表现都是这6种要素运动变化的结果。这是一个自控、自调、自稳的系统。因此，广大乙肝病患者，应充分利用环境的有利因素，促进自身的病体康复，这可谓是一种经济有效的治疗方法。

1. 气候与健康

营造健康的气候对身体的影响至关重要，古人云："古人治病，必治天地阴阳，四时经纪。"祖国医学认为，一年四季的气候变化对人体的脏腑、经络、气血、脉象等生理功能都有影响，因此，提出"五脏应四时，各有收受"、"四时之气，各不同形，百病之起，皆有所生"，又说"冬伤于寒，春必病温"、"秋伤于湿，冬生咳嗽"。这些论点都充分阐明了，不同气候条件

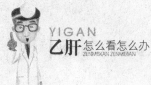

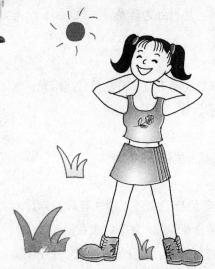

下人体发病会有不同特点，不同季节有不同疾病的发生倾向，不同地区气候条件及天气变化，对疾病亦有不同的影响。如病毒性乙型肝炎发病和病情复发、加重，多在10～12月的秋末至冬季。因此，掌握好疾病季节性的变化，切实做好疾病的预防工作，特别是乙型肝炎患者，在严寒和酷暑的季节做好肝病的防治工作，对保护健康和促进康复非常重要。

2. 空气与健康

空气疗法是指利用露天新鲜的空气，让患者达到治病防病的目的。它可在任何季节、任何气候地区进行。空气疗法的生理保健效应取决于空气中氧和负离子对人体的生物效应，其被誉为"空气维生素"，特别是人体大脑和肝脏，更需要这种"空气维生素"的不断供应。比如，当你走进公园或森林散步、游玩时，都会感到那里空气新鲜，在吸入这种空气后，立刻感觉脑子清爽，精神振奋，有一种身心轻松愉快感。究其原因，一是树木花草多，放出的氧也多；二是这些地方空气负离子多，当人们吸入这些空气时，可增加大脑的生物电流，提高肺泡通氧功能，增加血中含氧量，有利于机体新陈代谢。这些作用，对有损伤的肝细胞功能恢复非常有利。研究表明，森林、公园中的自然氧密度较室内高出10%～15%。另外，植物表面在紫外线作用下，可产生大量的负离子，树木挥发出的一些芳香物质，也增加了空气离子化。当大量新鲜氧气和负离子进入人体后，可使血液中氧的饱和度提高，促使体内组织氧化过程正常化；负离子能活化脑细胞，稳定机体内环境的平衡。因此，一些慢性乙肝病患者如能经常到公园、森林散步或旅游，对促进身体健康极有利。

3. 温度、湿度与健康

人类生活环境中的温度、湿度，对人的健康与疾病恢复有着不可忽视的影响。

（1）适宜的温度。据研究，有益于健康的最佳温度为：卧室在20～30℃最为适宜，低于20℃会使人有凉的感觉，超过34℃人们睡觉则有翻身多动的现象。入睡时，被窝温度最好是32~34℃，被窝温度若过低，寒凉刺激皮肤，会引起大脑兴奋而使人难以入睡。洗澡水以35~38℃为宜，这样的温度洗澡会有一种舒服感。就寝前，洗脚水的最佳温度是40~45℃，这种温度洗脚能促进下肢的血管扩张，并能刺激足部穴位，使大脑得以休息，有助于安眠。泡茶的水温以70~80℃为宜，这样泡出的茶，色、香、味俱佳。食品温度，凉食的温度应在10℃左右；冷食以0~6℃为宜；热食的温度应是65℃时味道最好，对人体也比较适宜。凉开水在12~15℃时冷感最好。人们在饮食时，若能按上述温度食用对身体最有益。

（2）适宜的湿度。如果气温冷暖适宜，空气湿度的变化对人体影响不大，如气温为16~18℃，相对湿度为50%，人体额部皮肤温度只相差0.2℃，但是，随着气温的变化，湿度就会对人体的影响变得明显。科学发现，在低温、低湿季节，各种传染病发病率显著增加。湿度过高对人体也不利，因为当天气湿度过高时，人体胃肠道吸收水分过多，会出现水肿现象，这对肝病非常不利。

4. 阳光与健康

急、慢性乙肝患者，由于长期卧床休息活动少，多在室内活动，尤其是冬、春季节日照度低，缺乏阳光照射使免疫功能下降，这对治疗乙肝非常不利。因此，乙肝病人应常进行日光浴，对疾病的恢复将大有好处。阳光中的紫外线有很好的消毒杀菌作用，对人体表皮是一种良好的消毒剂。阳光中还含有大量的红外线，能使皮肤有温暖感，这种温热作用可促进全身血液循环，对改善末梢微循环、增强新陈代谢、调节神经、消除疲劳有明显效果。乙肝患者由于长期卧床，少见阳光，再加上久病心理失调，产生精神忧郁是常见的，而阳光有助于克服抑郁症。做日光浴的方法比较简单，只要阳光充足，肝病患者即可在阳光下散步，或坐或卧，照射时间可根据阳光的强度自行调节，一般为20~30分钟，每日早晚各1次。至于裸体日光浴、过久过强的日光浴则不宜进行。

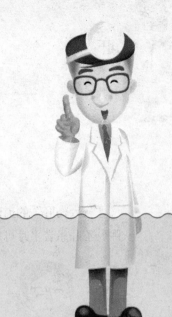

C 第十二章
hapter 12

乙肝患者日常生活注意事项

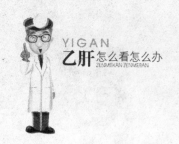
揉腹可以平肝火

"气大伤肝"的道理大家都明白，但是如何才能做到有效地平息自身的肝火呢？乙肝患者平时可以用腹部按揉操来平息肝火。

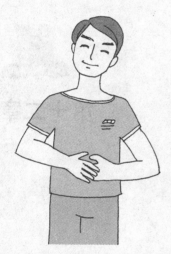

做腹部按揉操，最好在起床前和睡前进行。排空小便后，患者取仰卧位，双膝屈曲，使全身得到很好的放松。左手按在腹部，手心对着肚脐，右手放在左手上。先顺时针方向绕肚脐按揉30次，然后再按逆时针方向按揉30次即可。

这种按摩方法，可以增强腹肌和肠平滑肌的血流量，促进肠胃器官分泌功能的活跃，增强肝脏对食物的吸收、排泄功能。另外，按揉腹部还可以使人血脉流通、心平气和，对平息肝火也起到了很好的辅助治疗作用。

伸伸懒腰养护你的肝

养肝随时都可以进行。伸懒腰可以使肌肉充分收缩，改善血液循环。在工作中需要长时间坐着的乙肝患者，可以每隔段时间就站起来，来回走动1～2分钟，再伸个懒腰，就能达到锻炼身体的效果。

使身体自然直立，双脚微开，与肩同宽，双手自然垂放于身体两侧。深吸一口气，吸气的同时双手缓缓上举，左手扣在右手肘部，然后上半身向后倾，腰部向前倾，双手用力伸拉，使身体尽量扭曲。在身体用力扭曲的同时，将注意力放在呼吸上，用力吐出胸间浊气。

另外，乙肝患者还可以借助椅子做伸懒腰的动作。双腿呈垂放状态，双手高举过头顶，然后屈肘向后弯曲，用手勾住椅背。双手用力向上撑起身体，臀部用力抬起，将上半身伸展开来。

刮鼻、咽唾液也助养肝

鼻子，除了能帮助我们呼吸以外，还有一个特殊的功效，它与人体内的众多脏器都有密切联系，每天可以按摩鼻子来改善重要脏器的血液循环，使全身气血通畅，有润肺、疏理肝气的作用。如果乙肝患者出现较轻症状的感冒，按摩鼻子还能起到较好的治疗效果。用双手食指指腹轻轻贴于鼻翼两侧，由上到下按摩，感觉鼻子两旁皮肤微微发热后就可以了。左手食指微微勾起，用中间关节缓而有力地刮摩鼻梁，早晚各一次，每次刮20～30次为宜。

常咽唾液对身体非常有好处。中医记载说，唾液有润养五脏之功效，常咽唾液会使人健康长寿，也有治病强身的作用。咽唾液不会受时间、地点等影响，随时随地都能做。乙肝患者舌头用力抵在上腭处，均匀呼吸，当感觉舌下唾液渐多时，将唾液缓缓咽下去，每天进行3～5次即可。

吃饭应该细嚼慢咽

吃饭细嚼慢咽对健康有益，食物经过在口腔中较长时间的咀嚼后，除了可以促进唾液分泌、帮助消化吸收以外，还可以有消毒、杀菌的作用，在某种程度上也可起到保肝护肝的作用。

因为唾液中含有淀粉酶、氨基酸，以及钾、钠、钙等矿物质，可以清洁口腔、帮助食物消化，又有消炎、抗菌消毒、增强免疫力等作用。经过研究发现，在人类的唾液中含有很多种抗菌元素，可以有效地抑制甚至杀死大肠杆菌、伤寒杆菌等致病病菌。

所以，乙肝患者吃饭时应养成细嚼慢咽的好习惯，实现轻轻松松养肝治肝。

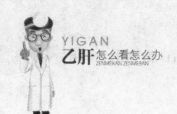
春季阳气上升，避免虚火上升

春季正是万物复苏，也是肝气旺盛的季节。因此，春季养肝对乙肝患者十分重要。那么春季到底应该如何养肝呢？

首先，乙肝患者应该在春季多休息。"春困秋乏"，春天很多人都会有疲劳困倦的感觉，这是非常正常的自然现象。乙肝患者在这个季节可以适当调整一下自己的作息时间，适当增加一些休息和睡眠的时间，否则，很容易因为快节奏的生活而导致虚火上升，使肝脏受到损害。

另外，乙肝患者在适当休息的同时，也应参加适当的运动。尤其春季是阳气回升的季节，乙肝患者更应该在这个时候多接触一下大自然，适当地进行运动，提高机体免疫力，从而增强肝功能。

夏季护肝注意不要着凉

由于夏季天气炎热，人们往往都会追求一点"凉"。但是对于乙肝患者来说，这点"凉"可能会使病情加重。夏天吹风、开空调，特别容易引起感冒，但此"感冒"也许并不是真正的感冒。它有可能是那些潜在的乙肝病毒被引发，出现类似感冒的症状。

夏天，生冷食品深受人们喜爱。但对于乙肝患者来说，却并不合适。一般生冷食品会增加肝脏的负担，尤其是冰镇啤酒。酒类是乙肝患者最大的敌人，常饮不但会加重肝脏的负担，还会引发酒精性脂肪肝。如果再加上一点"冰"，对乙肝患者无疑是雪上加霜。另外，有的生食由于本身就带有细菌，如果消毒得不够彻底，就会使乙肝患者引发其他类疾病。

秋季必须护好肝

秋天是一个收获的季节，同时也是肝病泛滥的季节。因此，乙肝患者更应在秋季做好护肝保肝的工作。

其实，做好秋季保肝工作是很容易的。乙肝患者应在生活和工作中保持愉悦的心情，避免精神长期处于高度紧张的状态；合理饮食，使营养均衡；戒烟戒酒，减少对肝脏的损伤；加强体育锻炼，提高机体免疫力。

需要特别注意的是，除了乙肝患者，一些年轻的上班族和家庭主妇在秋季来临的时候，也应该常注意自己的身体健康，避免季节变换致使肝病病毒入侵，影响人们身体健康，损害肝脏的功能正常运行。这部分人如果感觉到身体不适，应该马上去医院检查身体。

养肝护肝首先要睡好

俗话说："药补不如食补，食补不如睡补。"所以睡眠是一件十分重要的事情，尤其对于乙肝患者来说，睡好觉更为重要。这是因为乙肝患者需要多加休息，保质保量的睡眠则是最好的休息方式。

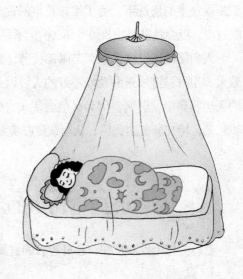

要睡好觉，乙肝患者应该先安排好自己的作息时间，并且保证自己每天的睡眠时间不少于8小时。另外，还要选择好最佳的睡眠时间，最好能在晚上11点前入睡。因为，凌晨时分是人体各项功能休息的时间，此时入睡有利于肝脏的生长和修复。

除了晚上，乙肝患者还应该养成良好的午睡习惯，最好能睡子午觉，既可以让肝脏得到休息，还能使肝脏顺利排出身体中的有毒物质，有利于身体健康。乙肝患者经常会有烦躁、愤怒等消极情绪的出现，孰不知，这些情绪会影响睡眠质量，甚至使患者的病情加重。所以，在保障充足睡眠的同时，乙肝患

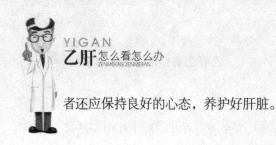

者还应保持良好的心态，养护好肝脏。

用眼过度会伤肝

中医认为，肝脏与人的眼睛是密切相关的，如果一个人双眼炯炯有神，说明气血充足，肝脏健康；如果一个人双眼无神，则表示气血不足，肝功能受损；一个人的巩膜微微发黄，那么可能是肝病引起的黄疸现象……由此可见，看一个人的肝好不好，首先要看他的眼睛。

日常生活中，很多人都不注意保护眼睛，经常会用眼过度。久而久之，视力下降、视物不清、眼部干涩等不适便会找上门来。

人的眼睛之所以可以正常视物，是由于它和视网膜视觉色素、维生素A有着极为密切的关系。而眼睛健康所需的维生素A正是在肝内转变而成的，在人们用眼过度的情况下，为了维持正常的视力，会使肝脏负担加重。人们经常用眼过度，就会使肝脏出现维生素A供应不足的现象，从而导致肝功能损伤。

人们能够通过饮食来调节眼部疲劳，菊花茶、枸杞茶等都具有清肝明目的效果，用眼过度或是肝功能不好的人可以经常饮用。特别需要注意的是，久坐的人也容易引发肝病，因为久坐会使人身体发胖，发胖就容易使体内的脂肪堆积起来，增加肝脏的负担，从而致使肝病发生。

对乙肝病毒污染的环境的消毒处理

乙肝的传染性非常强，乙肝患者的家属在家中可采用如下方法进行消毒：

1. 煮沸消毒

在100℃下仅需1分钟就可使乙型肝炎病毒失去活力和传染性，如煮沸15～20分钟以上就可将各型肝炎的病毒杀灭。这是每个家庭最简便易行的消毒方法，对食具、浴巾、衣服的消毒较适宜，但塑料制品、合成纤维、皮毛制品则不能采用此法。肝炎患者的剩菜剩饭也需用此法进行消毒后再弃去。

2. 焚烧

乙肝病人污染并丢弃的杂物、一次性医护用品及垃圾，均应焚烧以彻底消毒。

3. 高压锅及蒸汽消毒

用蒸笼蒸煮或家用高压锅，待盖阀冒气后至多20分钟均可达到消毒效果。

4. 漂白粉消毒

常用3%的漂白粉上清液用于厕所、马桶、垃圾的喷洒消毒，便盆需浸泡1小时以上，患者呕吐排泄物用10%～20%漂白粉2倍量充分搅拌后，要放置至少2小时。

5. 市售消毒剂

优安净（洗消静）、84消毒液实际上都是含氯消毒剂，可按说明书参考使用。实验证明，新洁尔灭、洗必泰对乙型肝炎病毒的消毒效果尚不肯定；度米芬、来苏儿、石炭酸、米醋、熏醋对乙型肝炎病毒均无作用。

6. 过醋酸

即过氧乙酸，可以用0.3%～0.5%的过醋酸进行房屋地面、木制家具、塑料用品的消毒。室内按0.7～1.0g／m³喷雾后，密闭30分钟熏蒸，可做居室和暴露物品表面及空气消毒。肝炎患者及其家属在饭前便后，可用0.2%的过醋酸液泡手2分钟。

乙肝患者的家属千万不可因懒惰而忘记消毒，这对维护家人的健康是非常重要的。

饮用适当的水

乙肝病人每天应喝水1500～2000me，以促进胆汁的分泌，加速胆红素的代谢及代谢产物的排泄，患者家属护理时应确保患者足够的饮水量，而且要让患者分8～12次饮，这样有助于病情的控制。但对于患有腹水及肾功能损害的病人来说，则应适当减少饮水量。

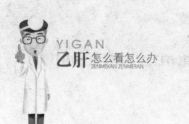
饮食清淡易消化

由于乙肝患者常有湿热的症状，然而油腻煎炸食品又是动火之物，所以从中医角度看，脂肪食物多滋腻，乃脾脏所惧，轻则可使肝病患者肠胃受损，大便失常；重则可致痰热盛，助火生痰，痰湿为患。按照现代医学的观点，乙肝患者如果多吃油腻煎炸等高脂肪食物，可引起消化功能减弱，易致吸收不良性脂肪泻；此外，过剩的脂肪沉积于肝脏，则形成脂肪肝，可致肝功能迁延不愈。

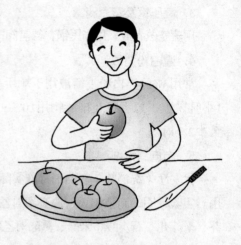

所以，在这里提醒乙肝患者，应该保持膳食以植物性食物或清淡饮食为主，动物性食物为辅，热量来源严格按照中国人的特点，仍然以粮食为主。晚餐时切忌吃多油、多肉、多花生米或高蛋白质的火锅类食物。

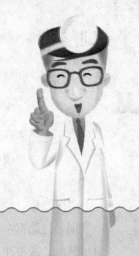

第十三章
Chapter 13

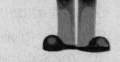

乙肝疾病的预防

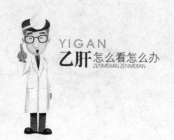
要预防对精子及卵细胞的损害

迄今为止，已经肯定了HBV可以通过宫内进行传播，但是大部分还是妊娠中晚期经过胎盘和产道进行传播的，并且已经据此制定了患乙肝的产妇围生期24小时内，既要用抗乙肝免疫球蛋白进行注射，还必须要用接种乙型肝炎基因疫苗的联合阻断措施。但是，至今仍然有5%～10%的婴儿未能实现被阻断。所以，有的学者的推测还是不能够排除以下可能性：

①乙肝病毒通过和父母有关的基因向下一代遗传。

②妊娠更早期HBV在宫内感染胎儿或者通过生殖细胞进行传播。

已经有研究机构证实了HBV可以通过感染精子而进行病毒的传播。而且近期的研究又可以证实，乙肝病毒能够感染卵巢组织和卵细胞。他们发现在慢性乙型肝炎女患者的卵巢组织中可以检测出HBsAg、HBcAg和HBV-DNA，尤其是在不同发育阶段卵细胞中都可以发现HBcAg和HBV-DNA，说明HBV能够感染卵巢组织并在其中进行复制。这就意味着HBV很有可能会通过感染卵细胞从而发生母婴间的传播，并且在受精卵形成的那一刻起传播就已经开始，致使分娩时才开始阻断的方法对早期卵细胞感染者已经无效了。

所以，为了下一代，要做一个负责的父母，保护自己的肝脏，及时配合治疗乙肝。

预防乙肝病毒的母婴传播

一些乙型肝炎女性患者最担心自己能不能怀孕生育？生育下的小孩会不会患上乙型肝炎？专家可以肯定地回答：乙型肝炎女性患者可以生育。

一般认为，乙型肝炎患者肝功能检查保持半年以上正常，身体感觉良好，食欲正常，体力充沛，就可以怀孕。如果化验检查乙肝病毒复制指标（HBeAg、HBV-DNA）为阴性时怀孕更好；如果复制指标为阳性，则向后代传播的可能性就大一些。孕妇是乙型肝炎患者，后代如果不进行积极防范，成为新的乙肝病毒携带者的可能性较大，尤其是"大三阳"的乙型肝炎母亲，所生子女，几乎都会成为乙型肝炎小患者，并可能终生携带病毒，我们把这种母亲给孩子传染上乙型肝炎的过程称之为"母婴垂直传播"。

预防母婴垂直传播的具体方法是：

①孕妇为单纯乙肝病毒表面抗原阳性，乙肝病毒e抗原为阴性，其所生的新生儿，单用乙型肝炎疫苗就可取得比较满意的效果。

②乙肝病毒表面抗原和乙肝病毒e抗原双阳性的孕妇在孕期的第7、8、9个月时，分别注射1支高效价乙型肝炎免疫球蛋白（200IU），对其所生的新生儿最好是联合应用高效价的乙型肝炎免疫球蛋白和乙型肝炎疫苗。方法是：新生儿注射2次高效价乙型肝炎免疫球蛋白及3次乙型肝炎疫苗；也有出生后立即注射1支高效价乙型肝炎免疫球蛋白及3次乙型肝炎疫苗。两个方案保护的成功率都在90%以上。

因此，患乙型肝炎的母亲生育子女一定要格外小心，整个怀孕、分娩过程须在正规医院按专科医生要求，依照计划免疫程序进行免疫注射，只有这样，才能确保患乙型肝炎的孕妇生出一个健康的小生命。

携带病毒的妇女怀孕后去专科医院分娩

根据权威机构调查：我国有10%以上的孕妇是乙肝病毒的携带者，她们的子女如果不接受乙肝疫苗的预防，那么60%～80%的新生儿会在2年内可能被感染上乙型肝炎病毒。经过母婴传播的孩子，乙肝病毒会终生携带，有30%～50%会发展成慢性乙肝，部分病人肯定能转化为肝硬化或肝癌。

为了从源头上堵住母婴传播，给家庭带来健康的下一代，一定要提高婚前自愿婚检率。通过婚检可以提早发现一些比较隐匿的乙肝感染者，使未来的乙肝妈妈们能可以获得预防乙肝的信息和知识，并可以提前采取预防乙肝的措施，妊娠以后也要自觉、有准备地接受母婴传播之间的免疫阻断治疗。这样将可以大大提高阻断乙肝母婴传播的可能性。

目前认为，母婴传播最常发生的环节是在分娩过程中。分娩过程中，十

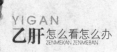

几个小时的子宫收缩，胎盘剥离时，母血会向胎儿身体渗漏，胎儿在分娩过程中会吞吸母亲血液以及含有病毒的阴道分泌物。这正是给乙肝病毒创造了趁机潜入宝宝体内的一个良机。如果产程越长，分娩越困难，胎儿分娩被感染的机会就越多。如果携带乙肝病毒的妈妈能到预防母婴传播比较有经验的医院去分娩，医生可在接生过程中格外小心，采取一定的措施去缩短产程，对难产妈妈会及时决定剖宫产，助产过程中会尽量减少胎儿误吸血液及分泌物的情况。

当前，尚不清楚父亲的精子携带乙肝病毒后，会给下一代带来多少遗传影响。根据统计学的分析已经发现，父亲把乙肝病毒传染给自己孩子的概率远比母亲要小，为12%～26%。

孕妇产前阻断乙肝病毒母婴传播的方法

要解决新生儿传染乙肝病毒的情况，应该提前做好准备，在怀孕之前就开始采取措施。

国内有研究机构表明，在孕妇分娩前3个月，每4周肌内注射抗乙肝免疫球蛋白200～400IU，直到临产，当新生儿出生后再对婴儿及时进行规范的主动、被动联合免疫，可明显减少乙肝病毒的宫内感染和传播，且无任何不良反应。目前认为：

①HBIG可与母血中的HBsAg结合，同时作为启动因子激活补体系统，增强体液免疫，协助清除乙肝病毒，降低母血中病毒载量，防止和减少病毒对正常细胞感染。

②怀孕20周后，胎盘滋养层细胞具有主动从母体传输IgG型抗体给胎儿的功能，以妊娠后期4～6周这一转运活性最明显，孕后期多次注射HBIG可使抗-HBs经胎盘摄取，使胎儿获得被动免疫。

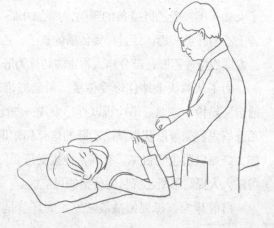

③孕后期应用HBIG，能调节孕妇体内的Th1／Th2平衡，并使Th1趋向占优势，而Th1类细胞因子的优势表达往往会有利于乙肝病毒被清除。如果对携带者孕妇产前用药，能使体内乙肝病毒DNA降低到一定程度，从理论上就可有效地阻断乙肝病毒的母婴传播。

国内外都会有人采用孕妇怀孕足8月后服用拉米夫定每日100mg，一直到临产，希望用药物来阻止乙肝病毒在孕妇体内的迅速复制状态，2001年的报道表明，拉米夫定对孕妇、胎儿及婴儿都没有明显的不良反应。国外Van Nunen和Zonneveld分别以小样本报道了拉米夫定可以有效地阻断乙肝病毒在母婴之间的传播；我国学者曾经对38例慢性乙肝病毒感染的孕妇采用了拉米夫定预防乙肝病毒母婴传播的研究表明，拉米夫定确实可以减少乙肝病毒在母婴之间的传播，并有可能减少乙肝病毒感染相关的产科并发症的危险性。

这些方法的有效性和安全性仍然需要做大样本、双盲对照加以研究并进一步证实，才能在实践中推广使用。持续"大三阳"、乙肝病毒DNA复制水平一直很高的乙肝病毒携带者母亲，还是不给孩子喂奶比较保险。至少，暂时还缺乏哺乳后肯定不会感染婴儿的科学结论。

接种乙型肝炎疫苗成功的方法

根据乙型肝炎的情况不同，接种疫苗的方法也不同。

①有的人注射疫苗后，抗体却未能及时产生，常常被认为是迟缓性应答。对于这种没有产生抗体的人可以再加倍注射1～2针就可以了，每针要用10μg基因重组疫苗。或者再进行重新按0、1、2顺序注射3次，也可以适当地增加一些剂量。

②对于刚入托的幼儿或者入学儿童可以采用0、1、2、12个月的四次免疫程序，进行每次5～10μg的注射。

③有条件的人可以在接种乙肝疫苗的同时，再合用一小剂量的白介素-2，也可以合用微卡（注射用母牛分枝杆菌），每3天要涂1次（每次1支）左旋咪唑擦剂，一共20支；个别的成人可以在每次复种时再合用胸腺五肽各1支。

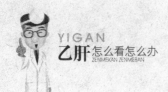

患乙肝的妇女如何生一个健康的宝宝

对于患乙肝的女性患者来说，孕育一个健康的后代是至关重要的。

HBsAg阳性的母亲所生的新生儿，应该在出生后的12小时内尽早注射抗乙型肝炎的免疫球蛋白（HBIG）200U。HBIG就是采用乙肝表面抗体的阳性人血清制备的、能够预防乙肝病毒感染的保护性抗体，可以使新生儿快速地获得被动性保护免疫的能力。HBIG越是早注射，就可以越早中和入侵新生儿口腔（羊水、血液污染）黏膜或经破损皮肤入血的HBV病毒，甚至用来清除病毒，使新生儿避免受到感染。每毫升含有200U以上者，就可以被称为高效价的免疫球蛋白。

在给新生儿注射HBIG的同时，要求在不同部位接种10μg重组酵母乙肝疫苗，也可注射由中国仓鼠卵母细胞（CHO）制作的乙型肝炎疫苗20μg。

新生儿出生6~12小时内注射HBIG，就可以减少乙肝病毒在人体肝细胞内提前"着陆"的可能性，并可接受HBsAg阳性和HBV-DNA复制不明显、"小三阳"母亲的乳汁喂养，同时要求1个月后再注射第2针HBIG，以及在不同部位接种10μg重组酵母疫苗或20μg CHO乙型肝炎疫苗。6个月时还应注射第3针10μg重组酵母或20μg CHO乙肝疫苗。经过0、1、6全程免疫和两次HBIG被动免疫的新生儿，90%以上可免受其母体乙肝病毒的侵害。

所以，对于乙肝患者的新生儿要给予更好的关注，减少新的乙肝病毒携带者的出现。

特异性高效价免疫球蛋白预防乙肝

常用的免疫球蛋白可分为两种，即丙种球蛋白和乙肝高效价免疫球蛋白，后者英文缩写为HBIG。紧急时，丙种球蛋白可用来临时预防甲型肝炎，然而真正预防甲型肝炎还得靠注射甲肝疫苗。但如果用丙种球蛋白来预防乙型肝炎就不行了。这是因为丙种球蛋白是从普通人群血中提取的，这些人群中乙肝保护性抗体（抗-HBs）的阳性率和效价（滴度）都很低，用它来预防乙型肝炎是无济于事的。预防乙型肝炎的HBIG是指含有很高浓度（即高效价）的抗-HBs，必须从高滴度抗-HBs的人的血浆中提取。而要获得这种高滴度的血浆，常依赖于乙型肝炎患者痊愈后的血液，这显然增添了药源的困难。故也有将乙肝疫苗给健康献血员注射，使献血员体内产生高滴度抗-HBs，然后提取其免疫球蛋白而制得。

乙肝病毒侵入人体后在肝细胞内繁殖，而抗体却不能进入肝细胞。因此，只能在病毒进入肝细胞之前与病毒中和而发挥作用。所以，应在接触乙肝病毒后2小时内注射HBIG，注射越早越好，如48小时以后注射，其预防作用明显减少；超过7天无效。HBIG注射2～3小时后，血循环中抗-HBs可达保护水平，2～5天达高峰，有效预防作用2～3个月。所以，注射HBIG产生的作用快，但消失也快。随着主动免疫的乙肝疫苗发展，HBIG所产生的被动免疫作用日益减弱，目前主要参与主动与被动免疫双重保护，即与乙肝疫苗联合使用。

众所周知，阻断乙肝母婴传播的最好办法是接种乙肝疫苗。然而，大多数新生儿是在分娩过程中被感染乙肝病毒的，而此时婴儿对乙肝病毒毫无抵抗力。接种乙肝疫苗虽可刺激机体产生抗-HBs，阻止病毒感染肝细胞，但接种疫苗后至少1个月后才能产生保护性抗体。因此，仅靠接种乙肝疫苗来阻止乙肝垂直传播是不够的，尤其是e抗原阳性的孕妇所生的婴儿危险性更大。弥补这一缺陷的方法是采用HBIG与乙肝疫苗联合应用。据有关资料显示，单纯使用乙肝疫苗的婴儿保护率可达85％左右，如果联合应用HBIG，对婴儿保护率可达95％以上。

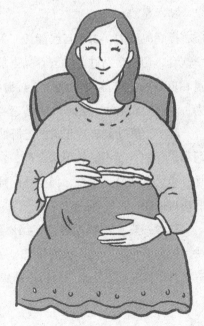

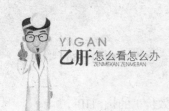
父母给乙肝患儿正确"减负"的方式

到目前为止，还没有一种能够完全清除肝细胞内乙肝病毒的特效药，只有一些可以抑制病毒复制的中西药。有效药物也只是针对肝功能发生异常的慢性活动性乙型肝炎和活动性肝硬化的患者。根据《2005年慢性乙肝防治指南》：单纯的乙肝病毒携带者可以暂时不接受治疗，只需定期复查就可以了。因此没有必要去相信一些"打一针，乙肝就会转阴"的广告，更没有必要盲目地逼迫乙肝患儿每天吃药、吃补品。

所谓"减负"，首先要在思想上给孩子"减负"，帮助孩子正确面对乙肝病毒感染这个事实；除定期督促复查指标外，不要让孩子对乙肝病毒产生恐慌和不安；要鼓励孩子好好学习。

其次是身体上的"减负"，希望孩子像正常人一样锻炼活动，以增强体质，提高免疫力，力争自己能让"大三阳"变成"小三阳"。鼓励孩子合理科学饮食，切勿食用过多的营养品去加重肝脏负担，坚决不沾烟酒，保持正常体重和良好的工作能力。让孩子对自己充满信心，抗拒外界因素带来的各种压力，从而轻松生活，笑对人生。

其实，肝功能表现正常的乙肝病毒携带者是完全可以和正常人一样进行学习和工作的，除不能从事保育员、食品行业的工作外，其他各种工作都可以参加，也可以结婚、生育，但要在医师指导下生育，尽量减少母婴或父婴间的乙肝病毒传播。

科学一直在不断地进步，虽然现在对乙肝病毒携带还没有非常有效的办法，但是要相信，在不久的将来一定会有好办法来解决的。要充满信心和医生一起，用科学的方法来"对付乙肝病毒"，直到取得真正的胜利。

注意有病不能随便输"人情血"

输血是乙肝的重要传播途径，因此输血要到正规医院，不要输"人情血"，减少患乙肝的可能。

1992年，有一个年轻的患者因为腹股沟斜疝修补做了一个手术，手术非常成功。医师却说："手术对身体是个很大的打击，所以抵抗力难免会有所下降，输点血来补一补吧！"于是他就输了200ml的新鲜血浆。但是不幸的是，也正是因为这次的输血浆，这个年轻人被感染上了乙型肝炎和丙型肝炎，反复住院治疗而迁延不愈，花费了十万元，几乎还丧失了劳动能力。

一个5岁男孩得了急性痢疾，去某家定点医院治疗。由于孩子的妈妈有"后门"，医护人员格外照顾，又开好药又输血浆，以表示对孩子的重视。7岁时，孩子上学时查出乙肝"大三阳"，原来是母亲从"后门"用"人情"换来的那瓶血浆带乙肝病毒而使孩子染病的。

不少患者经过医院抢救，也曾经有过输血史，在《中华人民共和国献血法》1998年10月1日正式实施前，凡曾输过血及血制品的人都存在不安全性，应注意复查，排除乙肝病毒或丙肝病毒的潜在感染。

所以我们奉劝大家，不是疾病急需，切勿随便乱输血或乱用血制品。这是预防"病从血入"的常识，要为自己的健康负责。

同乙肝病人密切接触者该做的预防

乙型肝炎患者的家庭成员是乙型肝炎传染的高危人群，如果一家人中发现1个成员为乙型肝炎，应该对其家庭成员、有血缘关系者进行复查。复查项目一定要全面准确，包括乙肝病毒5项指标和肝功能系列。这主要是考虑到乙型肝炎的家族聚集因素，发现1个乙型肝炎患者，就可能复查出多个乙肝病毒感染者。对于查出者，一定要接受进一步诊断和咨询；对于检查没有问题者，一律注射乙型肝炎疫苗进行预防。如果一个家庭中同时检查出2个以上的成员乙肝病毒表面抗原为阳性，可高度怀疑乙型肝炎家族倾向。乙肝病毒表面抗原阳性可以判定为乙肝病毒现症感染，其他成员也很有可能是乙型肝炎既往感染者，特别是乙型肝炎5项指标中，乙肝病毒抗体系统为阳性（乙肝病毒核心抗体、乙肝病毒e抗体、乙肝病毒表面抗体等）。现症感染的乙型肝炎患者有传染性，须多加注意，一般不主张隔离，但是应该做到生活用具单独化。乙型肝炎患者的生活用具应该定期消毒。

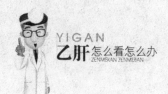
新生儿为何一定要接种乙型肝炎疫苗

中国是乙肝病毒感染的高流行区，1992年卫生部将乙肝疫苗归入计划免疫管理，从2002年起，所有新生儿获得免疫接种，不仅使大城市，而且使中小城市、部分农村的低龄期婴幼人群乙型肝炎发病率明显下降，可见有效的疫苗预防是降低感染率的重要保障。但全人群的乙肝发病率并未出现显著下降，特别是新生儿以外人群的发病呈现了新的特点，有的年龄段甚至出现升高趋势。

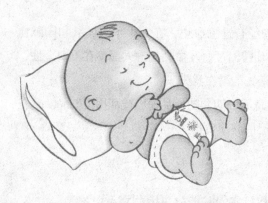

中国工程院院士庄辉教授指出：中国HBsAg携带率的控制离WHO的控制目标差距仍太大。中国的乙肝高流行率使每年慢性肝炎、肝硬化、肝癌的发病率增高。目前我国1岁组儿童的HBsAg携带率为3.1%，离2007年亚太地区所有国家1岁组HBsAg携带率应小于1%的乙肝控制目标还有相当差距。如果我们能进一步做好出生24小时内的及时接种，全程三针接种不漏种，又对新生儿期漏种的儿童进行补种，并对新生儿以外的高危人群及意外暴露者能及时采取免疫措施，坚持10年、20年、30年的努力，必定会明显降低我国HBsAg的高携带率状态和乙肝发病率。2010～2012年，我国已开始对15岁以下的儿童进行补种活动，可弥补对新生儿期漏种的情况。目前城市人口所生的新生儿都做了乙肝疫苗的0、1、6顺序的免费接种。